声のなんでも小事典

発声のメカニズムから声の健康まで

和田美代子　著
米山文明　監修

ブルーバックス

●カバー装幀／芦澤泰偉・児崎雅淑
●カバー・本文イラスト／ eco
●図版・目次／さくら工芸社

はじめに

ヒトは生まれた瞬間に産声《うぶごえ》をあげてから、しゃべったり、歌ったり、笑ったり、泣いたり、声を発しない日はありません。でも風邪をひいて声がかすれたとか、カラオケでうまく声が出なかったとか何かのきっかけがないと、自分が出している声について意識することがないかもしれません。そこで、たとえば、なぜ環境や体調によって声が変わるのだろうと考えてみると、声って不思議なことだらけです。

そもそも声はどのようにして出るのでしょうか。体の中にどんな仕組みがあるのでしょうか。生まれもった声は変えられるのでしょうか。最近、〝モテ声診断〟なる遊びも登場しましたが、惹《ひ》きつけられる異性の声って、どういう声なのでしょうか。声にも老化現象ってあるのでしょうか。肌年齢を気にするわりには、いつも他人にさらされている声に無頓着《むとんちゃく》すぎるということはないでしょうか。音痴はなおるのでしょうか。上手に歌うコツってあるのでしょうか。声を出すことはなぜ心身にいいといわれるのでしょうか。

その一方で、歌いすぎたりしゃべりすぎてのどを傷めるのは、声の出し方に何か問題があるからなのでしょうか。反対に、テレビや携帯メール、ゲームばかりして誰とも話をしないで声を使うことをしなくなったとしたら……。もしのどの使いすぎや病気で声を失ったら体にどんな変化が起こるのでしょうか。腹式呼吸がいいとよくいわれますが、声と呼吸にはどんなつながりがあるのでしょうか。

こうしたヒトの声にまつわるさまざまな疑問を専門家に聞き、Q＆A形式で答えたのが本書です。声をキーワードにした疑問は尽きることがありませんが、本書では、声を出せるようになった進化の話から、声が出る仕組み、声の悩み、声をよくするためのエクササイズの一例、声の病気まで、一冊丸ごと声に焦点を当ててみました。

本書は、声って不思議だなと常々思っていたものの、声のことを勉強したことがなかった私が、他の誰かとどんなに似ていても二つとない自分の声と上手に付き合うための、誰にでも役立つ手引き書を、専門家に答えていただいてまとめてみたいという願いからスタートしました。いま出している自分の声は体の中のさまざまな部分が複雑にからみあいながらつくりだされたものだと感じることで、ふだんは意識しない命の不思議さを感じるきっかけになれば幸いです。

監修の米山文明先生はじめ、お忙しいなか、素人の質問に辛抱強く回答してくださった専門家の先生方に、この場を借りて心よりお礼申し上げます。ありがとうございました。

二〇一二年一月

和田美代子

はじめに　3

第1章　ヒトの一生と声　11

質問1　誕生の瞬間に産声をあげるのはなぜですか　12
質問2　声はどうやって出るのですか　14
質問3　声帯にはもともとどんな役割があったのですか　20
質問4　同じ霊長類でもチンパンジーはなぜヒトのようにしゃべれないのですか　23
質問5　九官鳥やオウムはどうしてヒトのようにしゃべれるのですか　27
質問6　赤ちゃんの泣き声が大きいのはなぜですか　29
質問7　赤ちゃんや幼児の声は男の子と女の子で違わないのですか　31
質問8　女子も声変わりはあるのですか　34
コラム　変声期の悩み　37
質問9　生理のとき声が変わるって本当ですか　38
質問10　声にはどんな加齢化現象があらわれますか　40
質問11　自分の声を変えることはできるのですか　43
質問12　話す相手によって声の高さが変わってしまうのは自然なことですか　46
質問13　異性にもてやすい声ってあるのですか　48

質問14 最近、男性の女性化などといわれていますが、声にもそういう傾向があるのですか 50
コラム 声のモノマネ 51
質問15 心地よい声とはどういう声ですか 52
質問16 人の印象は声によって変わりますか 54

第2章 発声のからくり 57

質問17 自分で声帯を見ることはできますか 58
質問18 声帯はのどの中にどのように付いているのですか 60
質問19 声帯が入っている喉頭の大きさと声の関係は 62
質問20 声帯はどのくらいの大きさですか 63
質問21 声帯は何からできているのですか 64
質問22 声帯はどのようにふるえるのですか 66
コラム ロボットの声とヒトの声 68
質問23 声帯はどのくらいのスピードで振動するのですか 70
質問24 声帯の表面はどんな成分で潤されているのですか 71
質問25 声帯の振動を見ることはできるのですか 72
質問26 声帯が傷つくと声にどう影響しますか 74

質問27 声帯はどうやって閉じたり伸びたりしているのですか 76
質問28 驚いて思わず「キャーッ！」と叫ぶ声とふだんの発声には違いがあるのですか 79
質問29 高い声を出しているとき、声帯はどうなっているのですか 81
質問30 裏声は誰にでも出せる声ですか 84
コラム 裏声診断装置 86
コーヒーブレイク 美空ひばりの声 88
質問31 大声で笑っているとき、咳をするとき、声帯はどうなっているのですか 90
質問32 「滑舌がいい」という言葉がありますが、発音（発語）するときの舌の役割は何ですか 92
質問33 腹話術で難しいのはどの音ですか。そしてどのように発音しているのですか 94
質問34 同じ周波数の声でも人によって違った声に聞こえるのはなぜですか 96
質問35 大きなステージでもよく聴こえる声にはどんな特徴があるのですか 98
質問36 ささやき声は声帯に負担がかかるのですか 100
質問37 録音した自分の声はどうして変な声に聞こえるのですか 102
質問38 指紋のように声で個人を識別できるのですか 104
質問39 「ホーミー」って何ですか 107
コラム ホーミー歌手 109

第3章 声の悩みとその解消法 111

質問40 こもった声をなおす方法はあるのですか 112
質問41 アガると声が上ずるのですが、対処法はありますか 116
質問42 音痴はなおりますか 119
コラム 声の好みも時代とともに変わる 124
質問43 カラオケでエコーをかけながら歌うと、うまく歌えている気がするのはなぜですか 126
質問44 カラオケでのどを傷めない上手な歌い方はありますか 128
質問45 カラオケに行くと、歌わなくても声がかれるのはなぜですか 131
質問46 発声直前の満腹はなぜ声によくないのですか 133
質問47 太っているほうがいい声が出るって本当ですか 135
質問48 海辺で発声練習をするとのどにいいのですか 136
質問49 声を若返らせる方法はありますか 138
質問50 声を出さないでいると、声帯にどう影響しますか 140
質問51 「仮声帯発声」と診断されました。どういう発声ですか 142
質問52 水を飲むと声帯も潤うのですか 146
質問53 のどを乾燥から守るにはどうしたらいいですか 148
質問54 のどの周辺の筋肉が硬くなると、声も出にくくなりますか 153

質問55 自分でもできる喉頭周辺の筋肉のメンテナンス法はありますか 156

第4章 声を育てる 159

質問56 発声に適した呼吸法はありますか 160
質問57 声をよくする姿勢ってありますか 171
質問58 発声にはなぜ腹式呼吸のほうがよいのですか 172
質問59 よく通る声を出すにはどうしたらいいのですか 174
コラム 音カメラ実験 176

第5章 声のトラブルと病気 177

質問60 声のトラブルが起きるのはどんな病気ですか 178
コラム 繊細な反回神経 183
質問61 声帯に異常がないのに声に障害がでるのはどんな病気ですか 184
質問62 ストレスなどで声が出なくなるのはなぜですか 187
質問63 最近よく耳にする「発声時頸部ジストニア」ってどんな病気ですか 189
質問64 声の異常から病気が推測できますか 191
質問65 タバコは声によくないのですか 193

質問66 風邪をひくと、いつもと違う声になることがあるのはなぜですか 196
コーヒーブレイク キム・ヨンジャさんの経験 198
質問67 最近増えた逆流性食道炎は声にもよくないって本当ですか 202
質問68 声帯の手術はどのような場合に、どのようにするのですか 204
質問69 喉頭を失ったら、もうしゃべれなくなるのですか 209
質問70 喉頭を失うと、発声以外にも影響がありますか 211
質問71 声を専門に診てくれる病院ってありますか 213

参考文献 215
取材協力 219
監修者あとがき 220
さくいん 227

第1章

ヒトの一生と声

質問 1

誕生の瞬間に産声をあげるのはなぜですか

赤ちゃんは生まれてくるとき、まず空気を吸うのでしょうか、それとも吐《は》き出すのでしょうか。英語で「birth cry」と表現される産声は、大きく息を吸い込んで吐き出すときに出る、一生のうちの第一声です。つまり空気を吸ってから、次に大きく吐き出しながら産声をあげるのです（空気を吸うことを「吸気《きゅうき》」、吐き出すことを「呼気《こき》」といいます）。赤ちゃんは誕生したとき、産道の粘液や羊水などが気道にたまっているので、それらのものを吐き出さないと、息がつまってしまうのです。産声は、それらを強い力で空気といっしょに吐き出すときに出る反射的な叫び声なのです。呻《うめ》き声、りきみ声ともいえます。ですから、声の大きさは個体差があって、かすかにしか聞こえない赤ちゃんもいますが、産声は一様に絞《しぼ》り出すような泣き声です。

日本語では産声を「オギャー、オギャー」と表現しますが、決してひとつの単純な音で泣いているわけではなく、ゴロゴロというような雑音（ノイズ）も交じっています。第一声につづけて二回、三回と泣いているうちに、声が澄んできて、同時に泣き方がリズミカルになってきます。これは、口やのどに入っていた羊水が吐き出されて気道がきれいになり、呼吸が安定して機能し始めたことのあらわれです。

分娩直後に出す第一声だけを産声といい、そこからあとは単に泣き声といいます。産声とそれにつづく一連の泣き声は、生理的な叫び声であって、どこかが痛いとかおなかが空いたとか、不快感を訴える泣き声ではありません。「この頃の泣き声の出し方は呼吸のリズムと同じです。赤ちゃんがもっぱら母体に頼りきり、胎内で胎盤とへその緒にある血管を通じて栄養をもらい呼吸をしていた胎児の期間から、自らの肺で大気中の酸素を取り込み、呼吸をして生きていくヒトとしての誕生を告げるドラマチックな声なのです」（日本声楽発声学会理事長・米山文明博士）。

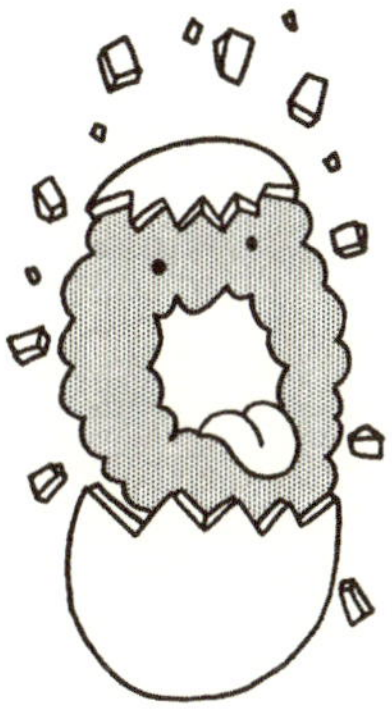

質問 2

声はどうやって出るのですか

「声」は、口の奥、のどから出てくることは、誰もが知っていることですが、どうやって生まれるのでしょうか。

ヒトの声が出る仕組みは、大きく四段階に分けられます（図1参照）。

その一　発声のエネルギー源として、肺から息を吐く。

その二　吐いた息（呼気）が、喉頭《こうとう》にある声帯《せいたい》の閉じたところに当たってこれを振動させ、呼気流の断続音をつくる（これを喉頭原音と呼ぶ）。

その三　喉頭原音が声道（咽頭《いんとう》、口腔《こうくう》、鼻腔《びくう》）を通り、それらの空間で共鳴していろいろな声となる。

その四　共鳴してできた声に舌、唇《くちびる》、顎《あご》、歯、頬《ほお》などで変化を加えて、さらにいろいろな声や言葉がつくられる（これを構音または調音と呼ぶ）。

各段階を少し詳しくみてみましょう。

その一は、発声のためのエネルギーを得る段階です。一般的には鼻の奥や舌の奥から気管の入

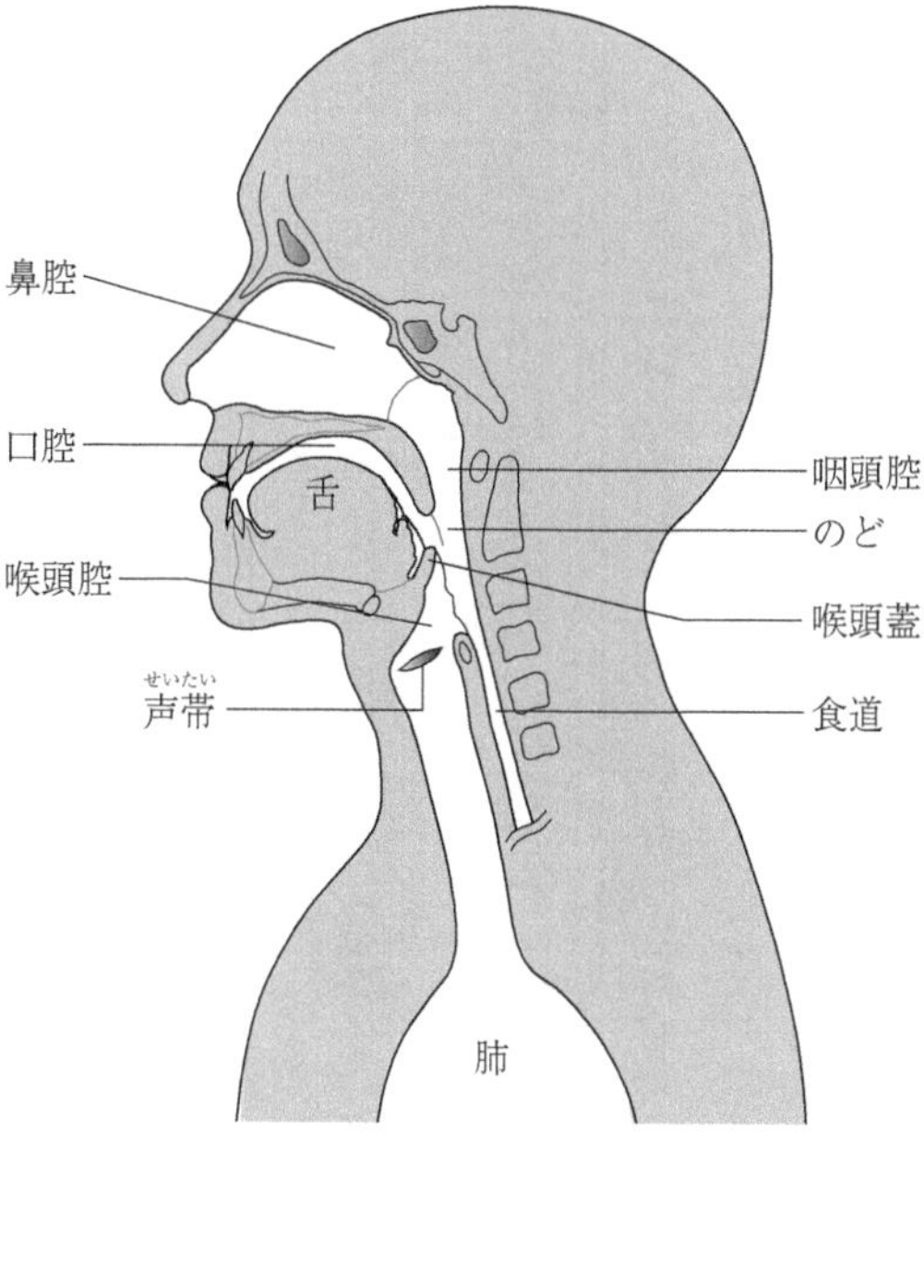

図1　声が出る仕組み。肺から声帯に息を送り込み（呼気）、肺からの息で声帯を振動させ、のどや鼻、口腔で響かせて声にし（共鳴）、舌や歯、唇を使って言葉となる（構音または調音）。

り口までを漠然と「のど」と呼びますが、医学的には咽頭と喉頭に分けられます。口や鼻の奥から食道の入り口までが咽頭で、途中咽頭から分かれて気管につながっているのが喉頭です。首に軽く手を添《そ》えて声を出すと振動が伝わってくる部分が喉頭で、声帯が入っています（**図2**、**図3**参照）。この声帯がヒトの発声装置、つまり空気を振動させて音を発生させる器官ですが、声帯はそれ自身で振動できるものではなく、肺から出てきた気流によって振動します。つまり、声のエネルギー源は、呼吸によって生じる呼気流なのです。呼吸は「声」にとって根源的な役割をはたしており、呼吸がなければ声も生まれません。声と呼吸については、第4章であらためて説明します。

その二は、声帯の振動によって音が生まれる段階です。声帯は、空気の通り道である喉頭の中で空気を通したり遮《さえぎ》ったりしている、主に粘膜と筋肉でできたひだです（**図4**上参照）。呼気流によって声帯が振動すると、呼気流が断続気流となって空気の粗密波を生じ、音波となって「ブォー」という小さなブザーのような音が発生します（**図4**下参照）。これは喉頭原音と呼ばれ、直接聞くことはできません。喉頭原音では、音の高低や強弱はつくれますが、音色《ねいろ》の変化はつくれません。詳しい声帯のからくりについては、第2章で述べます。

その三は、喉頭原音が、咽頭、口腔、鼻腔といった声道を通り抜ける過程で共鳴の変化をつくり、さまざまな音色の声になる段階です。喉頭原音の通り道は、喉頭腔から喉頭蓋《こうとうがい》（気管の蓋《ふた》）

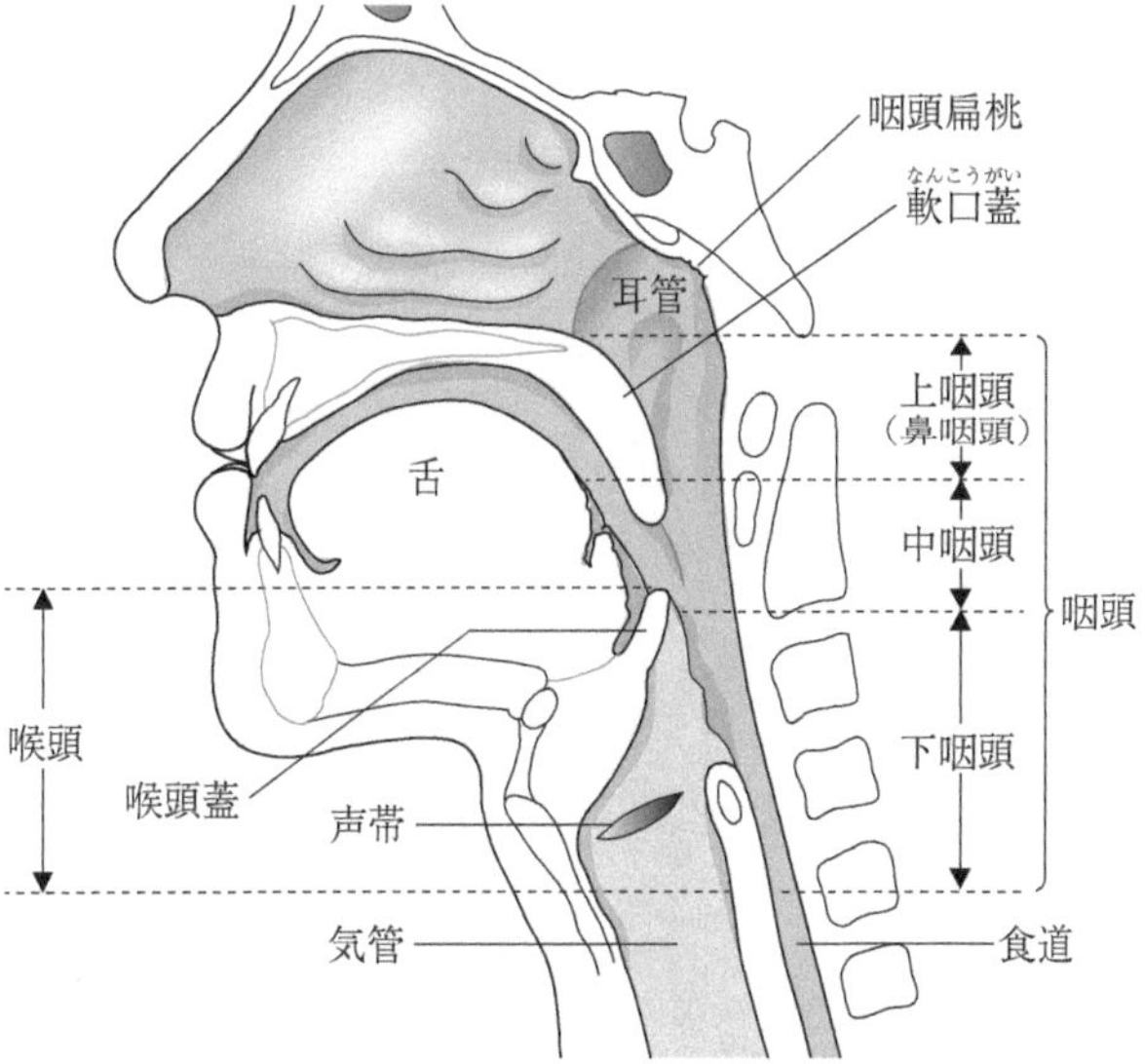

図2　声帯は、咽頭から分かれた気管の入り口である喉頭に入っている。
（資料提供／福田宏之）

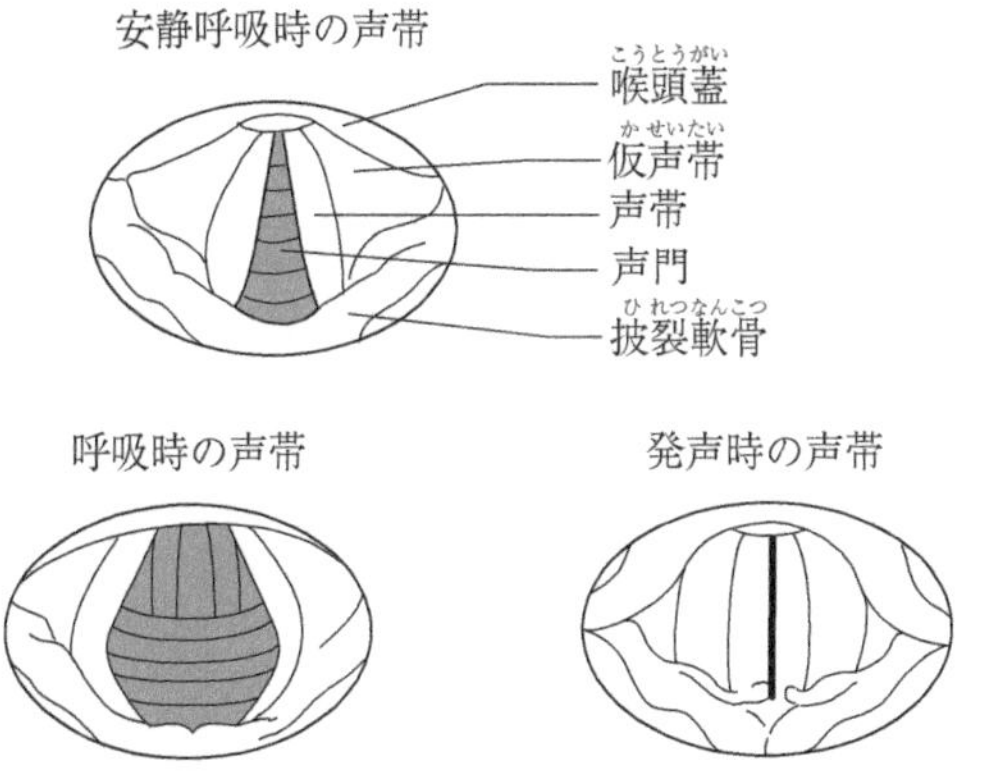

図3　声帯は、発声時は声門が閉じ、呼吸時は開いている。

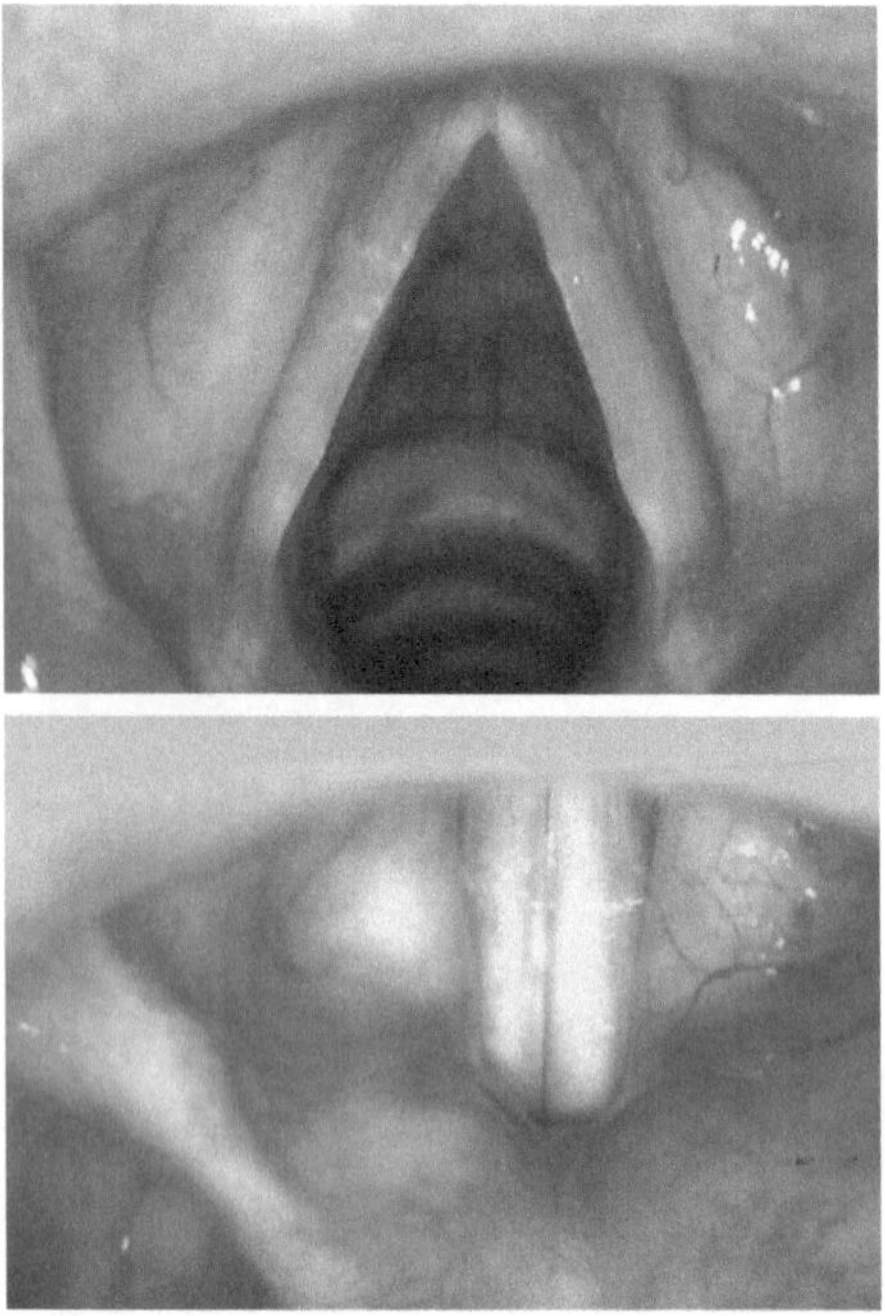

図4　呼吸時の声帯（上）と発声時の声帯（下）の様子。
（写真提供／福田宏之）

を抜け咽頭腔に入った後、口腔に至る道と、口蓋垂《こうがいすい》（いわゆる、のどちんこ）の後ろ側から鼻腔に至る道があります。この二つの道の共鳴のバランスを調節しながら、いろいろな声をつくります。これらの共鳴腔（喉頭腔、咽頭腔、口腔、鼻腔）の形や大きさは個人によって違いがあるので、共鳴の仕方にも違いが生じ、個人によって違う声になります。

その四は、舌や唇、頬を使って共鳴腔の形状や大きさを変化させたり、舌、唇、歯、頬などの形状や大きさも変えたり、動かしたりして、体の外に出るまでにいろいろな音色をつくる、構音（または調音）と呼ばれる段階です。さまざまな言語に使われる母音や子音をつくり分け、言葉もここでつくられます。

管楽器を演奏するとき、リードやマウスピースを通してつくられた空気の振動が楽器本体のパイプで共鳴を起こし、きれいな音色の音になります。ヒトが発声する仕組みと楽器で音を出す仕組みは必ずしも同じではありませんが、呼吸によって肺から吐き出す息が、マウスピースに吹き込む息に相当し、声帯がリードやマウスピースに、咽頭、口腔、鼻腔、舌などが楽器本体（パイプ、キー、ピストンなど）のいろいろな共鳴をつくりだす部位に相当します。音を出すたびに楽器は全体の形状や大きさを変えることはできませんが、ヒトの共鳴腔は絶えず形状や大きさを変えて声を出している点が大きく異なります。ヒトの発声の仕組みの不思議な点でもあるのです。

質問 3

声帯にはもともとどんな役割があったのですか

声帯をもつ喉頭は、進化の過程で、呼吸器の進化とともに生まれた器官です。

私たち哺乳動物のルーツである魚類は、食べものや水といっしょに口から空気を飲み込み、鰓《さい》孔《こう》（鰓腸《さいちょう》）から吐き出して呼吸しています。この鰓《えら》呼吸での空気の通路は一方通行の道です。陸に上がった生物は、直接空中から酸素を取り入れて呼吸をするようになりました。哺乳類では、口から食べものや水を取り込み、鼻からも空気を取り込み、口の奥にある咽頭を経て、空気は気管を通って肺に行く一方、食べものと水は食道を通って胃に入る、という複雑な仕組みができました（**図1**参照）。

ヒトと一部の霊長類以外の哺乳類では、咽頭は狭く、水や食べものの通り道である口腔と食道がほぼ直接つながり、空気の通り道である鼻腔と喉頭および気管も同じ道を通ります。しかしヒトは、直立二足歩行をするようになったため、咽頭が広がり、食べものや空気が通る道は咽頭のあたりでほぼ直角に曲がる構造になりました。頭部にあった喉頭は首の位置まで下がり、空気の通り道である気道と、水や食べものの通り道である食道とが、咽頭で交差して（**図2**参照）、口

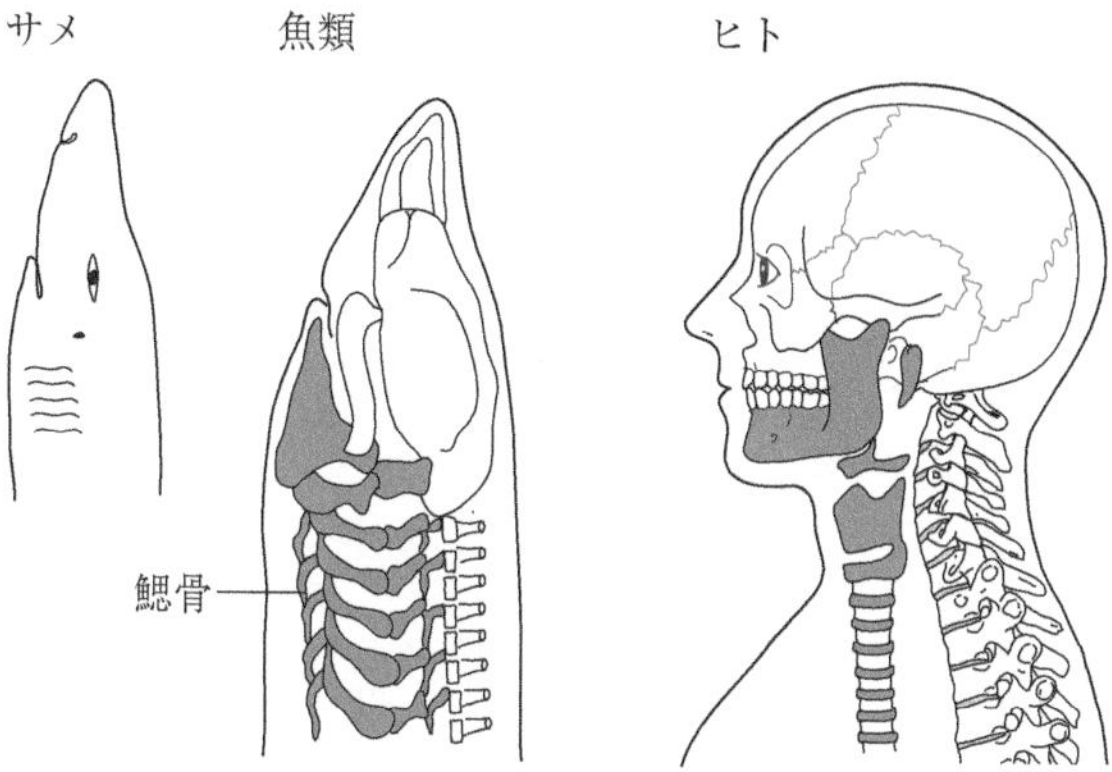

図1　ヒトの舌は鰓が、喉頭がある首は顎の骨を除くすべての鰓骨が退化したものといわれている。　（『ヒトのからだ』うぶすな書院より）

から入った食べものが背側にある食道ではなく腹側にある気道に入りやすくなります。肺に食べものが入ると誤嚥《ごえん》性肺炎など疾患の原因になるので、食べものが入らないように気道の保護を確実にする必要があります。

そのため空気の通り道の途中にある喉頭は、水や食べものといった異物が気道に入らないようにして、呼吸専門器官の肺を保護する防御弁の役割を担《にな》ったのです。その防御は、まず喉頭の入り口にある軟骨でできた靴ベラのような形をした喉頭蓋、次いで仮声帯（質問51参照）、すぐその下の声帯という三段階の防御体制になっています。口から食べものが食道に向かうと、喉頭蓋がただちに後ろに倒れて気道に蓋をし、仮声帯も声帯も閉じる、という構造です。軟口蓋の働きで鼻への逆流も防いでいます。

呼吸と嚥下《えんげ》（食べものを飲み込むこと）を安全か

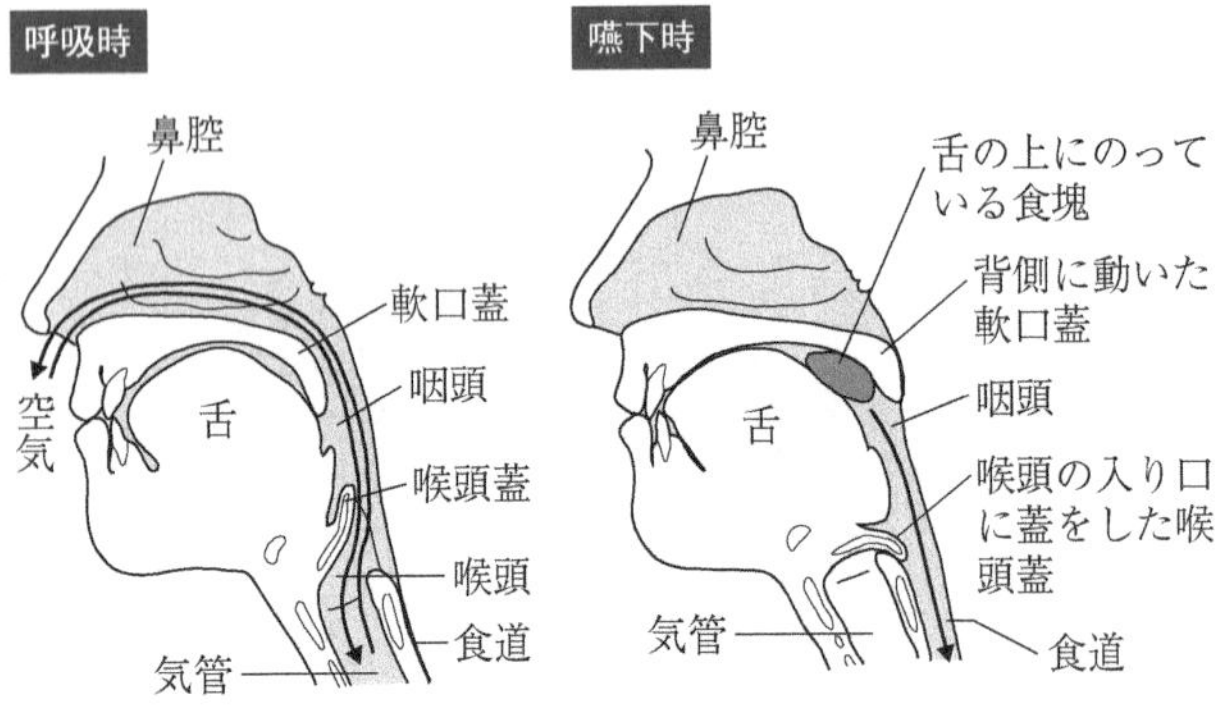

図2　気管と食道は交差している。声帯の本来の働きは、呼吸と嚥下を安全に行うことであり、そのためにできた器官である。
（『声の不思議』中山書店より）

つ確実に行うために、能率的に開閉できるようになった弁が声帯であり、生命維持のための基本的な役割を担って備わった器官なのです。このように、声帯はもともと発声のために発生、進化したわけではなかったのです。

質問 4
同じ霊長類でもチンパンジーはなぜヒトのようにしゃべれないのですか

チンパンジーは体のつくりがヒトに近いのに、言葉をしゃべれないのは、なぜでしょうか。脳の機能の違いは理由のひとつと考えられますが、ここでは類人猿とヒトとの発声の仕組みの違いに着目してみます。

ヒトの場合、喉頭の位置が下降していることと、共鳴腔（声道）が背骨に沿った方向（喉頭から咽頭まで）とそこからほぼ直角に曲がった方向（咽頭から口や鼻まで）の二ヵ所あることです。チンパンジーののどはほぼ一直線になっているのと、ヒトと違って声帯が頭に近い位置にあるため咽頭がとても狭くなり、呼吸によって声帯で生じた音が鼻腔に入って鼻から外へ出てしまいます（**図1**参照）。その結果、咽頭や口腔で共鳴させることができず、言語音をつくれないのです。

よくチンパンジーの声を「キィーキィー」と表現しますが、実際には「イ」と発声しているのではなく、ヒトの耳と脳が「イ」と感じ取っているだけなのです。「ハイ、チーズ」と笑顔をつくるとわかるように、ヒトが「イ」と発声するときは口腔のスペースが横開きになり、口を開ける幅は狭くなっています。舌の位置は、咽頭腔が最も広くなるように発音しています。チンパン

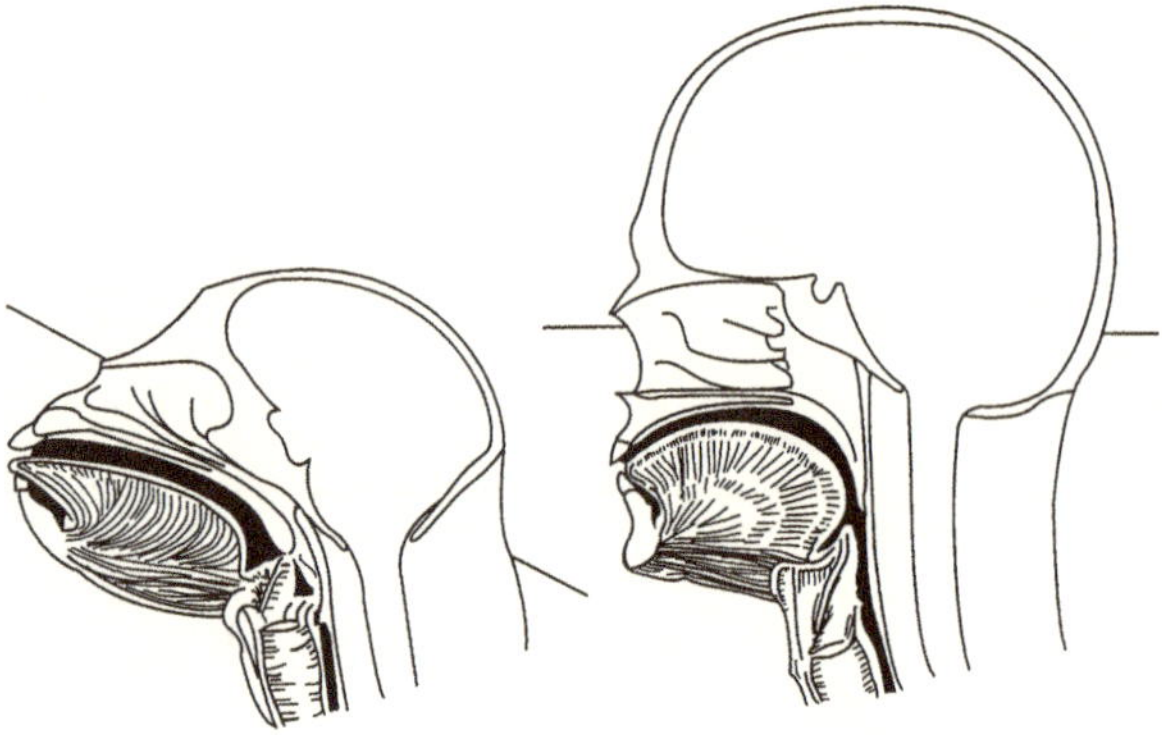

図1　チンパンジーとヒトの成人ののどの形態の違い。
(E. Lloyd Dubul, 1958)

ジーも、舌を変形する能力はヒトと変わらないのですが、舌が薄く、何よりも咽頭腔が狭く短いので、「イ」と発声するための声道の形をつくれないのです。

約五五〇万年前に出現したチンパンジーは進化的にまだ喉頭の位置が高く、言葉はつくれません。その後、約四四〇万年前に出現したラミダス（猿人）になると喉頭が下がり始め、さらにオランウータンになると喉頭の位置は第三〜四頸椎《けいつい》まで下がり、ヒトの新生児とほぼ同じくらいになります。「この喉頭の位置では、言葉をしゃべることはできません。同様にチンパンジーも下降しないため、言葉はつくれません。成長にともなって成人の喉頭がある第五頸椎と第六頸椎の間よりやや上の位置（**図2**参照）に下降して発音できるようになるのです。ちなみに、ゴリラの喉頭の位置は小児とほぼ同じ第五頸椎にあるので、のどの構造だけみると、類人猿は将来言葉を話せるようになる可能性

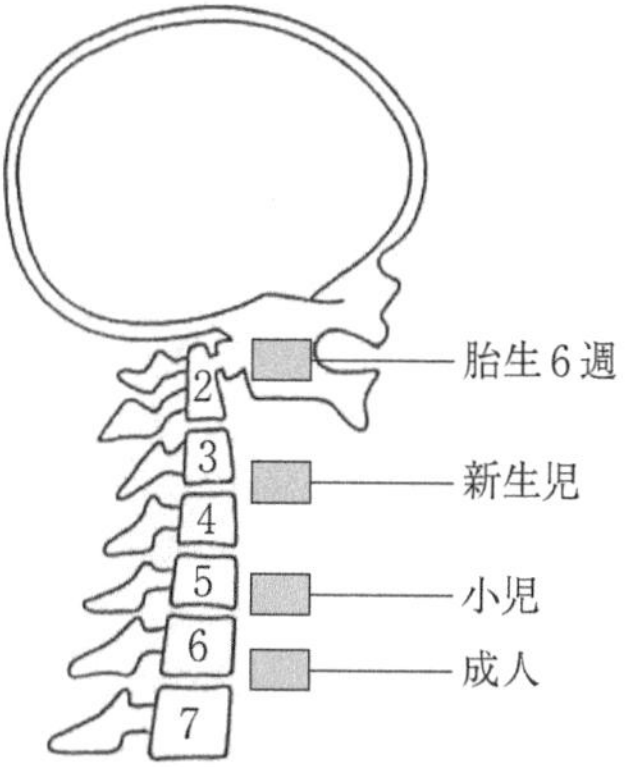

図2　ヒトの喉頭の位置。妊娠6週では第2頸椎の位置に、新生児で第3頸椎から第4頸椎まで下がり、小児で第5頸椎と第6頸椎の間よりやや上、成人で第6頸椎下端になる。（資料提供／米山文明）

があります」（米山文明博士）。

生まれて一ヵ月ほどの赤ちゃんは声といえば泣き声に限られていますが、生後一ヵ月半から二、三ヵ月頃になると、「アー」とか「クー」など声でもなく泣き声でもない鼻から抜けるような声を出すようになります。これは「クーイング」と呼ばれ、赤ちゃんが声をあげて養育者の反応を得ようとしているのです。三ヵ月頃になると、咽頭が拡張し、くすぐられたときなど「ハハハ」と声を出して笑うことができるようになり、四ヵ月を過ぎた頃からは、独《ひと》り遊びをしながら、「アーアー」といった意味をもたない声が出せるようになります。こうした独り言を喃語《なんご》といい、声を楽しんでいるようにも見えるので、英語では「vocal play」と表現します。この頃の赤ちゃんの喉頭は、新生児の頃より下がってきてはいるものの、まだ下がりきっていないので、母音のなかでも咽頭腔を広くして発音する「イ」の発音は（質問40**図2**参照）、赤ちゃんには難しいのです。

このように、のどの構造の違いのために赤ちゃんは大人と同じように発音できない代わりに、成人にはできない特技があります。哺乳瓶の乳首をしっかりくわえてごくごく飲むという、赤ちゃんにとってはあたりまえのことが成人には難しいのです。喃語を発する前の時期まではまだ咽頭腔が狭く短いので、鼻から吸った空気が喉頭にほぼ直接入るため、鼻で呼吸しながらミルクを飲むことができ、気道にミルクが入ってむせることもありません。鼻呼吸するために気道が開いていても、ミルクは気道の両脇を通って食道にいくからです。

質問 5
九官鳥やオウムはどうしてヒトのようにしゃべれるのですか

九官鳥やオウムは声帯をもたないのに、どうやってヒトの言葉をまねることができるのでしょうか。

九官鳥は、肺のすぐ上の両側気管の分岐部に鳴器《めいき》（**図**参照）という軟骨の突起部があり、肺から吐き出される空気がこの狭いところを通るときに音が出ます。笛のように空気を直接振動させることで音が出る仕組みで、口笛と同じ原理です。

九官鳥の鳴器からくちばしまでの長さは約一一センチメートルで、ヒトの子どもの声道長とほぼ同じであり、フォルマント（共鳴周波数帯域）が同じです。しかも気道が途中で直角に折れ曲がっているために、ヒトの言葉づくりと同じように二つのフォルマントをつくることができるので、ヒトの母音をまねてつくることができるのです。ヒトが声道の形を変えるのと同様に、鳴器からくちばしまでの距離を変化させて、ヒトの声の音声のイントネーションやリズムをまねることができるのです。

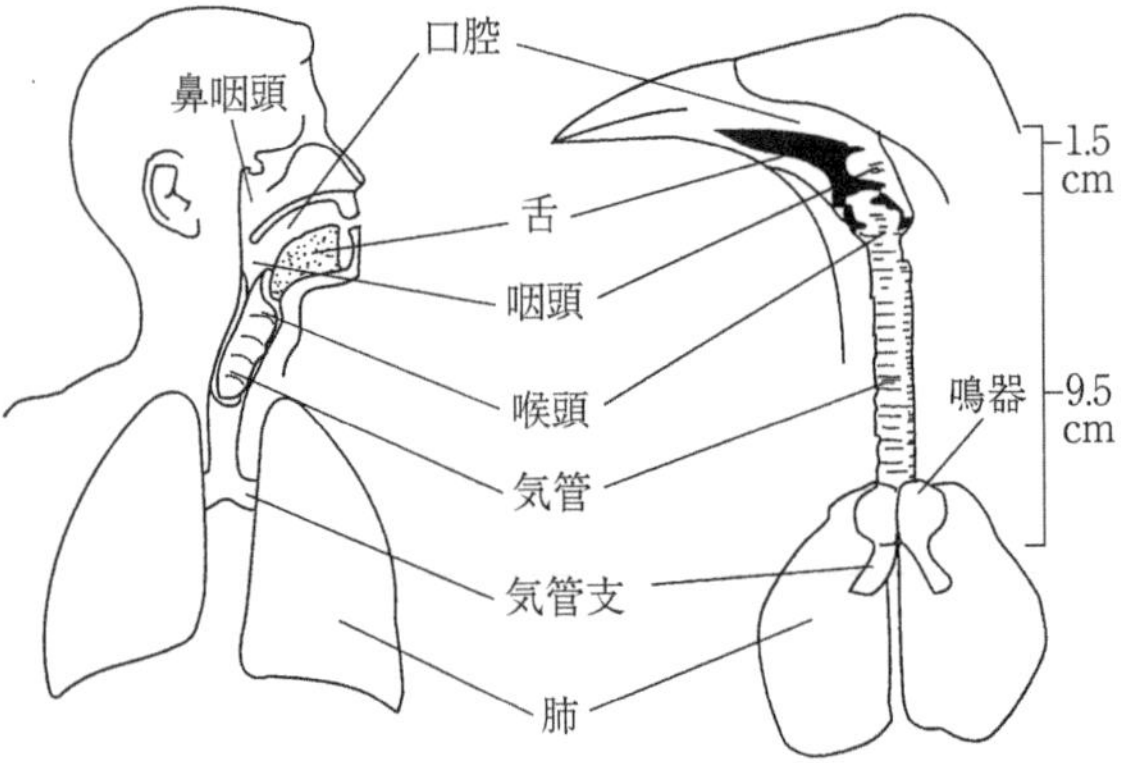

図　ヒトの喉頭と九官鳥の鳴器。九官鳥もほぼ直角に折れ曲がった気道を、伸縮させたり太くしたり細くしたりして音を出す。

（宮本健作、日本音響学会誌，48，12，P907　1992）

質問 6
赤ちゃんの泣き声が大きいのはなぜですか

小さい体のくせに、時にはまるで火がついたように大人顔負けの大声で泣くことがあります。しかも、大きな声で泣きつづけても声がかれることがありません。生まれてまもなくでも、なぜ赤ちゃんは、このように大声を出しても平気なのでしょうか。

大人が大きな声を出すときの理想の状態とは、「あくびをしている状態」といわれます。この状態は「赤ちゃんが泣いている状態」と同じなのです。ちなみに新生児の泣き声（発声）は呼吸と同じリズムです。じつは、あくびは、全身の力が抜け、のどと口の形が声を出すのに理想的な状態になります。また、寝返りもできない赤ちゃんは、ヒトにとっていちばん力が抜けてリラックスできる仰向けの姿勢になっていることで、体に余計な力が入りません。仰向けは体に最も負担がかからない姿勢で、効率のよい呼吸ができ、呼吸筋や喉頭の筋肉が最大限に働き、のどが十分に開いているので、よく通る声が出せるのです。

さらに、ヒトは直立していると横隔膜《おうかくまく》（質問58参照）に重力がかかって、呼吸するときに横隔膜はかなり制限を受けますが、横になっていると横隔膜に負担がかからずに正しい呼吸ができます。横になっている赤ちゃんは無意識のうちに横隔膜を柔軟に使うことで、吐く息が力強くなり、大きい声が出るのです。このように赤ちゃんが大声で泣くときには、体中から声が発散しているため、あれだけ大きな声で泣いても声がかれないのです。

また、赤ちゃんの泣き声が遠くまでよく響いて聞こえるのは、声が大きいからだけではなく、人によく聞こえる周波数になっている——人間の耳の感度のいいところを本能的に捉えている——のです。赤ちゃんはまだ言葉や動きで欲求を伝えることはできませんから、泣き声でメッセージを届けなければならない、という大事な理由もあります。おっぱいがほしい、どこかが痛いなど、生きていくうえで必要なことを、体全体のエネルギーを使って伝えるために備わった生命の力といえそうです。

質問 7

赤ちゃんや幼児の声は男の子と女の子で違わないのですか

産声を聞いただけで、男の子か女の子か判別できるかというと、答えはノーです。「周りがびっくりするくらい大きな産声だったので直感的に男の子だと思ったら、女の子だった」なんて話はよく聞きます。へその緒でつながっていた母親も経験豊かなベテランの助産師さんも、実際に抱き上げるまではわかりません。一般的に声帯が長いほうが声は低くなるのですが、わずか二ミリメートルほどの新生児の声帯の長さは、男の子と女の子で差がないからです。

赤ちゃんの産声は万国共通で、その周波数は約四四〇ヘルツから約四八〇ヘルツです。ヘルツ(Hz)とは、周波数や振動数の単位で、一ヘルツは一秒間に一回振動することなので、四四〇ヘルツの声ということは、声帯が一秒間に四四〇回振動しているということです。ちなみに四四〇ヘルツとは、オーケストラ開演直前に、オーボエの出す音に合わせてメンバーが各自の楽器を調音するときの音の高さ、ハ長調「ラ」の音です。NHKの時報でよく耳にする「ポッ、ポッ、ポッ、ピー」という音は四四〇ヘルツが三回、その二倍高音の八八〇ヘルツが最後に一回鳴ります。このように、四四〇ヘルツのラの音は、なじみがあり、耳に心地よく入る音なのです。前に述べた

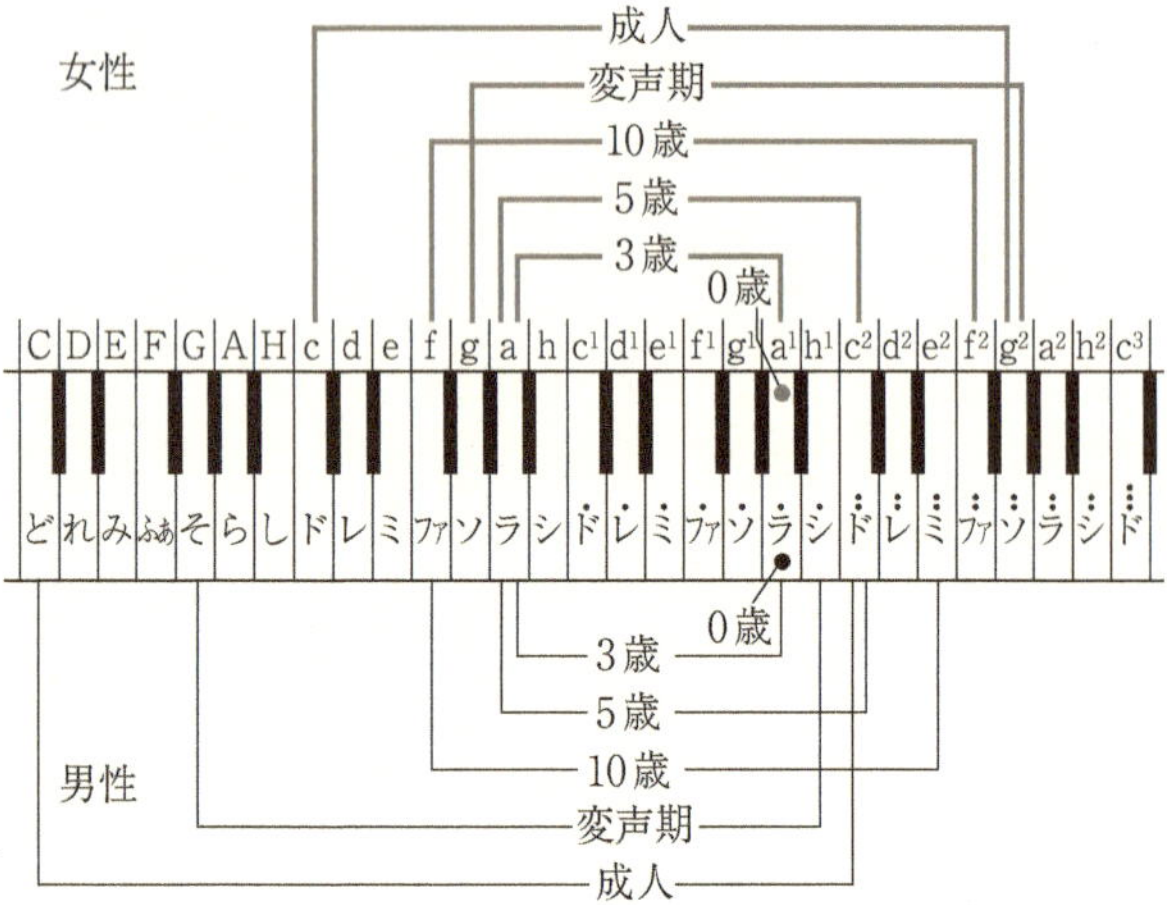

図　日本人の年齢による声域の変化。　（『声と日本人』平凡社より）

ように、産声（第一声）は気道にたまった粘液や羊水などを一気に吐き出そうとして絞り出した声で、四四〇〜四八〇ヘルツですが、その後の赤ちゃんの泣き声は次第に呼吸に必要な圧（呼気圧）だけになるので、ほぼ一オクターブ下がって二二〇ヘルツぐらいになります。

声域（音質や出し方のいかんを問わず、その個人が出し得る最低音から最高音までの範囲）の変化を見てみましょう。生後約一年までの喃語期（質問4参照）は声域は一オクターブ半ほどに広がりますが、この時期までは意識的にコントロールして出した声ではありません。自分の意思で約一オクターブの範囲の発声が可能になるのは三歳頃です。五歳頃までに一オクターブ半、一〇歳頃になると子どもの最大の声域に相当する二オクターブまで広がります（図参照）。このあと変声期（声変わり）になって男女の声に違いがあらわれてきますが、ボーイソプラノという言葉があるように、変声期を迎えるまでは男女ほぼ同じ声域です。七、八歳の子たちの「ハイ」という返事だけで男女を識別することは、音のプロでも不可能なことなのです。

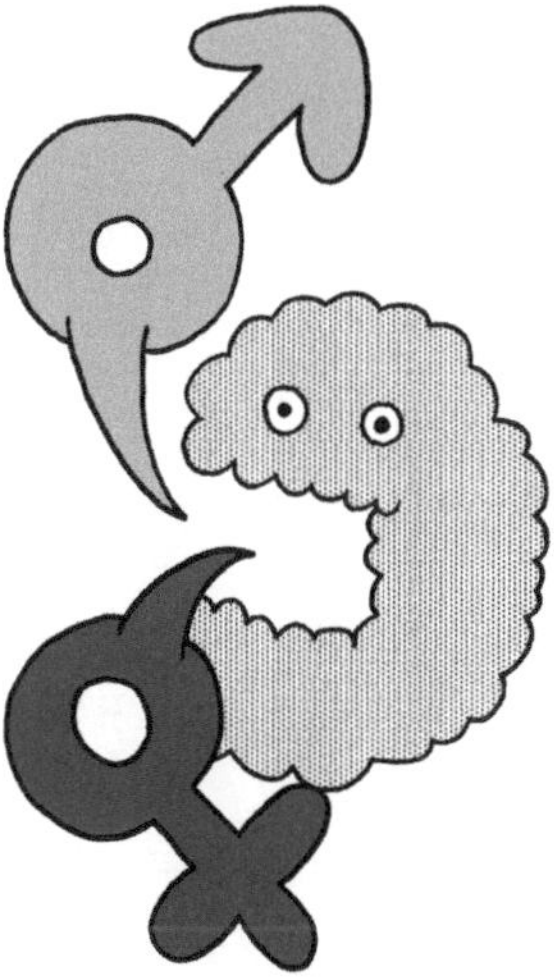

質問 8

女子も声変わりはあるのですか

声変わり（変声）は、思春期に現れる第二次性徴《せいちょう》のひとつであり、女子も男子も声変わりして声が低くなります。ただ、男子に比べて、女子はわずかな変化にとどまるので目立たないだけです。女子では、声の高さの変化より音色の変化が顕著です。

第二次性徴に入って性ホルモンの分泌が急に盛んになると、声変わりは突然始まります。その年齢は、戦前は一四～一六歳頃でしたが、戦後は一一～一五歳頃と早くなっています。早くて一〇歳、遅くて一六歳の人もいて、幅があります。三～一二ヵ月ほどかかって大人の声に落ちつきますが、なかには何年もかかる人もいるようです。一般的に女子のほうが早く、初潮の頃に訪れるその微妙な声の変化は本人も周囲もなかなか気づかないほどで、初潮が目安になります。身長が高いから、声変わりも早いということはありません（身長に影響するホルモンは成長ホルモンだからです）。

男子の場合、喉頭の上下、左右、前後といった枠組みが急激に成長して、声帯が入っている甲状軟骨の両翼の板が一二〇度から九〇度ぐらいに突き出ます。声帯の長さや幅、厚みも増していくにつれ、声が低くなっていきます。このように、女子は男子に比べて変化が少ないために、声変わりしないかのように感じるのです。

変声期には、こうした喉頭の軟骨の枠組みや声帯の変化が早いために、周りの筋肉の調節が追いつけずに、声がかすれたり声が割れたり、本人はいままでと同じように声を出しているつもりでも、裏声（質問30参照）が交じったりします。「ヨーデルの声」のように急に裏声に引っ繰り返ったりもします。ホルモンの影響で自律神経の調節のバランスが不安定になり、鼻やのどの粘膜が炎症《えんしょう》を起こしたようになって、鼻やのどの粘膜からの分泌も多くなります。

自分の声とは思えないような突然の変化に、戸惑う子どももいるようです。現在の学校や家庭では、放っておけばまもなく終わると、なおざりな対応をしている場合が多いようですが、日常話す声をなるべく大人の声域に（一オクターブ低く）するよう働きかけたりすることで、声変わりも早く軽くすませられるようです。「最近は、我が子の声の変化を、『何、その声？』と受け入れたがらない困った母親もいます。精神的にも不安定になりがちな思春期に、独りで悩まないようにする周囲の配慮も必要です」（米山文明博士）。変声期のことで悩んだら、声の知識のある耳鼻咽喉科医に相談するとよいでしょう。

話すときの声の高さが安定し、歌をうたっても声が途切れたり高さが飛んだりせず、裏声が出せるようになったときが、変声期の終わりのひとつの目安になります。

ところで、中世以降のイタリアで、天賦《てんぷ》の美声をもつ少年に去勢《きょせい》手術を行い、人為的に変声期がこないようにしてボーイソプラノ（変声期前の男声）を保った、カストラートと呼ばれる歌手がいました。首相をはるかにしのぐ高収入を得るほど、隆盛をきわめた時期もありましたが、人道的、道徳的な理由で、一九世紀半ばに禁止されました。

天使と表現されたその声は、少年や女性では表現できない、カウンターテナーとも異なる独特のトーンを出せたといわれています。音域が三オクターブ半もある歌手もいました。最後のカストラートといわれるアレッサンドロ・モレスキ（一八五八〜一九二二）の歌が収められているCDがあり、その解説には、こんなことも記されています。「思春期前の去勢は発声に重要な役割を果す男性ホルモン生成器官に作用して変声を防ぎ、脳下垂体と成長ホルモンの働きが促進されて喉頭と声帯のゆっくりした発達と胸郭の広大さを伴ったが、優秀な歌手になるのはごく少数で手術の失敗も多かったとされる」（『カストラートの時代』東芝ＥＭＩ）と。

声は〝天使〟を保っても、中年になってからの肥満は避けられなかったとか。

column

変声期の悩み

一流の声優でも、声変わりで悩んだこんな体験があるそうです。オールドファンには『スパイ大作戦』などでおなじみの、吹き替えの第一人者として知られる声優の若山弦蔵さんの声は、深みのある低音が魅力です。小学六年のときに突然始まった声変わりに、「おやじみたいな声になった」と友だちにからかわれ、それ以来人前で話すのが怖くなったそうです。高校一年の音楽の授業で歌った際には、教室中が大爆笑になってしまったとか。そのとき教師から、「あなたは、普通の人には出せない一オクターブ低い音階で歌ったのです」と励まされたそうです。すでに低音の魅力の兆《きざ》しがあったのかもしれません。それでもなお、苦手意識が消えなかった若山さんは「この声を生かすしかない」と朗読を学び、それが「ただの低音を鍛えて響く声にして」〝声の職人〟と呼ばれる存在になった契機でした。

質問 9

生理のとき声が変わるって本当ですか

気がつかない人もいますが、女性は毎月の生理時には声が微妙に変化しているのです。排卵から生理が始まるまでの間は女性ホルモンの量が急激に変化し、自律神経にも作用し、血液循環に影響を与えます。そのため生理の始まる二、三日前から、声帯が充血したりむくんだりします。声がかれたり艶《つや》がなくなったり、音の高さが少し下がり気味になるのはこのせいです。生理の前半がピークで、徐々に改善し、後半にはほぼいつもの声に戻ります。

女性ホルモンの分泌が減る妊娠中も、同じような症状がみられます。出産の際も、ホルモン系が大きく変動するので、個人によって程度の差はあるものの、声の変化が起きます。女性の一生ではこのように、月一回の周期の生理時と妊娠・出産時の声の変化、さらに閉経《へいけい》後と年齢による変化も加わっていきます。

婦人科系の治療のために服用するホルモン剤でも声の高さが変化するものがあります。副作用として女性ホルモンを抑《おさ》えることになり、声帯組織が変化してしまい、声が低くなります。また服用を中断しても、いったん低くなった声はなかなか元に戻りません。声楽家など声のプロがホルモン剤を乱用したために、泣く泣くその道を断念せざるを得なかったケースもあります。

　更年期症状や子宮内膜症などに使われる男性ホルモン剤、男女混合ホルモン剤といった性ホルモン剤に限らず、背を伸ばしたい、太りたいなどの希望で時々使われるタンパク同化ホルモン剤などでも、同じような副作用が生じます。声を大切にしたいと思うなら、こういった薬を使いつづける際には、注意が必要です。

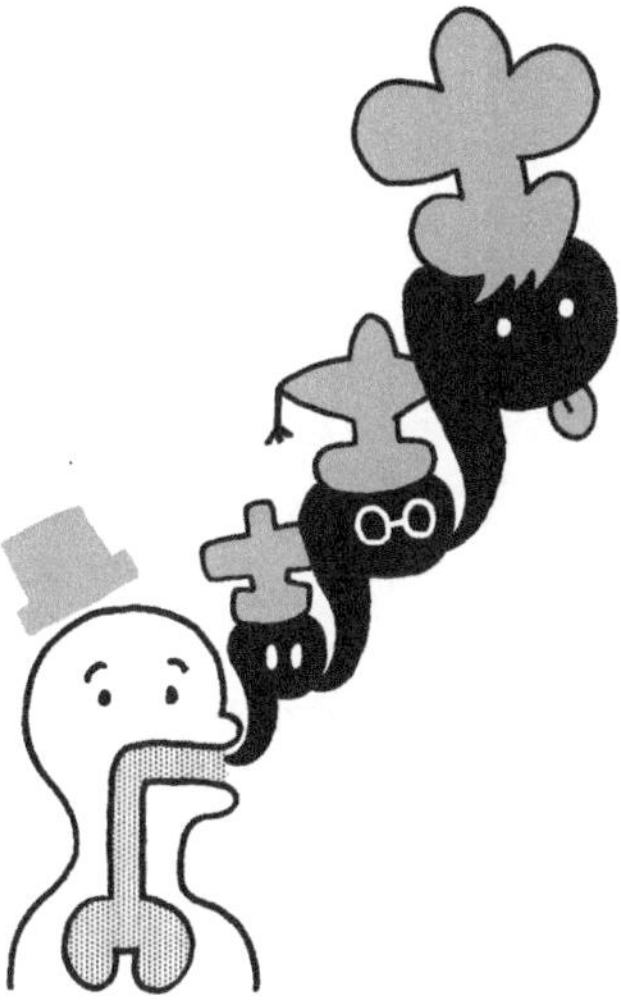

質問 10

声にはどんな加齢化現象があらわれますか

声帯の成長が完了するのは二〇歳頃です。二〇代半ばから老化（加齢化）が始まります。声帯も体のほかのあらゆる部分と同じく、生きている以上、老化は避けられません。聴神経や視神経の老化によって、耳が遠くなったり見えにくくなったりすることに比べるとゆるやかで進行具合も人それぞれですが、声も老化のカーブを描きます。耳や眼の変化に比べて、声の変化は気づきにくいようですが、皮膚に皺《しわ》ができるように、声もだんだん〝しわがれて〟いきます。

一般に年を重ねると、声帯の筋肉を覆っている粘膜は硬くなり、声帯周辺の筋肉は衰えます。肺から空気を送り出すときに働く呼吸筋も衰え、肺活量が低下すれば、声も長続きしなくなります。吐く息も弱々しくなるので、声帯が十分に振動しなくなり、艶のないかれた声になりがちです。また、咽頭や舌などの器官も老化します。

ところで、前項で声はホルモンの影響を受けやすいと述べました。卵巣の機能が低下して女性ホルモンのひとつであるエストロゲンが減る更年期（閉経の前後五年から一〇年間）を迎えて女性ホルモンの分泌が停止する少し前から、女性の声は低くなります。声帯がむくんで太くなる身体的変化のためです。むくむと質量が増えるので、ギターの弦が太くなれば音が低くなるのと同じ現象になるのです。声がしわがれたり、のどの異常感や乾き、ピリピリ感、粘膜からの分泌過多といった更年期の症状があらわれます。「声帯を覆っている粘膜の組織に、実態はまだ解明されていませんが、分泌物のようなブヨブヨしたものができて、男性のような声になる人も珍しくありません」（国際医療福祉大学東京ボイスセンター長・福田宏之教授）。女性の第二変声期ともいうべき時期です。喫煙者なら、なおさら低いガラガラ声になります。

一方、五〇代までは低い音を保っていた男性は七〇歳以上になると声帯が萎縮《いしゅく》するケース（声帯萎縮）が女性より多くみられます。声帯が痩せ衰えるため、声を出すときに声門が完全に閉じず、空気が漏《も》れてしまうために声の迫力がなくなります。また高音化現象といって声がやや高くなることもあります。

このようにして、年齢を重ねると男女の声は似通ってきます。正常に声変わりして大人になった声は、本来なら、その声を聞いただけで男女の区別がつきます。ところが、年をとると声も中性化し、男女の声の差はなくなるのです。

老化による声の衰えは、気力だけで食い止められるものではありません。でも、声をいい状態に保った歌手もいます。日本初のプリマドンナとして知られたオペラ歌手の三浦《みうら》環《たまき》さんは、六〇代で亡くなりましたが、死後解剖の結果、二〇代の若い女性と変わらない声帯だったことがわかりました。本番に備えて、ふだんは必要以上にはしゃべらなかったといわれるほど、声を大事にしていたそうです。「声帯の美しさと弾力は、おそらく女史が自分の生命である楽器(喉頭)を大切に扱いつづけたからだろう」と専門家は指摘しています。一般の人は、そこまで徹底することはできませんが、第3章と第4章で説明するように、声についても気を配って大切にする習慣を身につけていれば、声の老化の始まりを引き延ばし、老化の進行を遅らせることもできます。

質問11
自分の声を変えることはできるのですか

「少しでも変えられるなら、自分の声を変えたい。でも、この声は生まれつきだから、いまさら仕方がない」と、あきらめていませんか？　声は生まれつきのものではなく、どんな声の出し方をしているかという習慣も声の音色に影響します。ですから、声の音色を変えることは十分可能です。

確かに声の音源になる声帯を含めた喉頭は、顔のつくりや頭骨と同じように生まれもっているもので、その形や大きさなどを変えることはできません。同じ遺伝子をもつ親子や兄弟でそっくりな声になることは、しばしば見聞きします。一卵性双生児ならとてもよく似た声になります。たとえば、双生児を対象に、遺伝と環境、素質と学習の関係を長年研究している東京大学教育学部附属中等教育学校で、「自分の声を録音して聞いてみると、弟がしゃべっているみたいで自分でも気味が悪くなってくるんです」（『ビバ！　ツインズ』東京書籍）という一卵性双生児の言葉も報告されています。

しかし、個人の声を特徴づける音色は、このように声帯の形状（長さ、厚さ、弾性）だけで決まるわけではないようです。むしろ声帯から上の共鳴腔（質問2参照）の形状やその軟部組織と、それぞれの変化の仕方が大きく影響するため、自分で声の音色を変えることは可能なのです。共鳴腔のなかでも、舌骨《ぜっこつ》（質問18図1参照）の後方にある咽頭や喉頭の共鳴腔の形や軟部組織が音色に大きな影響を与えているともいわれ、その空間がわずか一ミリメートル違うだけでも、音色は微妙に異なってくるのです。そのほか、舌、口蓋、唇、下顎などの使い方でも音色は変わります。これらの器官は自分の意思で操作できるので、ボイストレーニング（発声訓練）などを積めば、生まれもった声をある程度変えることができるのです。

また、しゃべり方や、声の出し方も、生まれ育った環境に影響されます。一卵性双生児でも、生後まもなく別々の家庭環境で育てられた場合、成長とともに異なった声になる例がよくあります。赤ちゃんが声を出したり言葉をしゃべり始めるときには、まず母親をはじめとする養育者の模倣をするといわれています。赤ちゃん本人の意思で好みの声の出し方を選んでいるわけではないのです。

たとえば、こんな事例が報告されています。ある母親は声帯の片側に反回神経麻痺《まひ》（質問60参照）がみられ、かれた声なのですが、一四歳の娘も同じようにかれた声だったのです。娘はやや過緊張気味の発声をする傾向があったものの、声帯にはとくに異常はみられませんでした。娘の声が幼い頃からかれていたため、母親は自分自身からの遺伝と考えていたそうです（反回神経麻痺は遺伝しません)。しかし、母親の声の出し方を見本として育った娘が、のどに力を入れて発声する母親の癖を身につけてしまったのです。この場合も根気よく音声治療を重ねることで改善されていきます。

このように、発声の際の自分の癖を知って、音色を決める共鳴腔、舌、唇、顎などの使い方を練習すれば、自分の声の音色を変えることはできるのです。

ところで、声帯模写の芸人は、芸人自身の声の音色を自由自在に変えて有名人の声などをまねして、聞く人を楽しませてくれます。「声帯」を「模写」するという意味の名称ですが、体の一部である声帯の形状や大きさそのものをまねることはできません。自分で変えることのできる、声帯の操作方法(使い方)と、声帯から上の共鳴に関わる器官、舌、歯、頬、唇、顎などの使い方を工夫して、自分の声を変えているのです。

質問 12

話す相手によって声の高さが変わってしまうのは自然なことですか

声の高さは身体的な特徴だけで決まるわけではなく、TPOに合わせて声の高さを自ら設定し、使い分けるのは自然なことです。

居酒屋や若者向けブティックの店員が「いらっしゃいませ!」などというときや、「オーダーが入りました!」「ハイ!」とスタッフ同士があえて客の前で掛け声を交わすときなどもとりわけ高い声を出します。反対に説教するときは低い声になるといった現象は、よく見受けられます。

赤ちゃんに話しかけるときの声は、ベビートークやマザーリーズの声と呼ばれ、赤ちゃんが反応しやすい高い声が自然に使われています。赤ちゃんの声は大人より高いので、低い声は赤ちゃんにとって聞きづらいのです。赤ちゃん自身の声と同じ高さの声だと赤ちゃんが共感しやすく、話しかける人と赤ちゃんとの間で対話しやすくなるのです。

NHK番組の『おかあさんといっしょ』に出演している歌のおにいさんやおねえさんは、子どもたちにいつも高い声で話しかけます。子どもたちの声と同じ高さの声のほうが、子どもたちに理解されやすいからです。また、明るくソフトな高い声が楽しい雰囲気をつくり出すこと、自然にテンションが上がること、はっきりと聞こえて安心する、などの理由もあります。一方、休日の朝のニュース番組では、大人を対象にしているため、あえて低めの声で、しかも「休日の朝」という状況に合わせてややスローテンポの話し方にすることで、静かでゆったりとした雰囲気をつくり出すといった工夫もなされています。

また、男性と対等な立場で仕事をしているときの女性の声は低めという指摘もあります。さらに、社会的環境に適応して声の高さを変えている例もあります。

「アメリカでは、成人女性の声は日本人女性の声より低いようです。実際、ヒスパニック系の女性はアメリカ異文化圏に合わせて声を低くしているという指摘もあります。アメリカでは女性の甲高い声は幼い、あるいは能力が劣るという考えがあり、それに適応してアメリカ在住の女性たちは低い声を学習しているようです」（鹿児島徳洲会病院音声・嚥下リハビリテーション研究室室長・苅安誠《かりやすまこと》博士）。このように女性が低い声で話す傾向は、アメリカだけでなく、ヨーロッパ、特にアングロサクソン系民族でみられるようです。

質問 13

異性にもてやすい声ってあるのですか

福田宏之教授は次のように語っています。

「僕は学生には、声帯は『sex organ』（性的な器官）だと教えています。もともとオスがメスを呼ぶための装置、あるいは危険を教える装置だったことから呼吸という働きを除いて考えるなら、最もプリミティブ（原始的）には、性的な意味があったと思いますよ」。つまり、もともと声には異性を惹《ひ》きつける働きがあるのです。

声変わり（変声期）の時期を迎えるまでは区別できなかった男の子と女の子の声は、思春期になると明らかに異なってきます。そして、男と女がそれぞれ相手を惑わし、惹きつけるような声を出すようになることは、多くの人が思い当たることでしょう。女性が「猫なで声」で男性に甘えるとか、秋葉原のメイド喫茶で働く若い女性などの独特の舌足らずで甲高《かんだか》い「萌《も》え声」にたくさんの男性が惹かれるのは、その一例です。「萌えボイス」という着信メロディーを製作した日本着信メロディ研究所では、「萌え声」を「異性の庇護《ひご》欲を刺激する幼児性や頼りなさを表現する声」と分析し、呼吸音、発音、ピッチ（声の高さ）に独特の要素があると述べています。また、自分の声がどのくらい「もてる声」なのかを知ることができる〝モテ声診断〟なるソフトも登場しており、声の高低や大小、滑舌のよさ、一音の長さ、耳への入りやすさなどで診断して遊べます。

男性がおおむね声の高い女性により女性らしさを感じるのとは反対に、女性は低い声の男性に惹かれる傾向にあるというのは生物学者の定説のようです（もちろん、声の高低だけでなく、音色や響き、ゆったりとした話し方なども大切な要素になりますが）。低い声は体格の大きさを象徴し、強さをあらわしているからなのです。

鳥の場合、声は鳴き声といい、オスとメスがからんだ場合はさえずりといいます。歌い手はオスです。オスもメスも発声器官には大差はないのですが、性と結びついて、ホルモンなどの影響でオスが歌うようになっているといわれています。たとえば、シジュウカラ（七〇円の普通切手にデザインされている体長一五センチメートルの小鳥。ほぼ全国に分布。四十雀と書く）はカップルができると、カップルごとに巣をつくらなければならないのですが、とてもよい鳴き声のオスのところにきたメスは鳴き声にほだされて、上等な巣をつくるのです。ところが、そうでないオスのところに来たメスは粗末な巣しかつくらないというのです。このように、鳴き声には生殖に役立つ機能があることが推測できます。

ヒトの場合でも、「声」が異性を惹きつける魅力のひとつであることは確かなようです。

質問
14

最近、男性の女性化などといわれていますが、声にもそういう傾向があるのですか

とくに若い男性の話し声（話声位＝日常会話で使用する声の高さ）が少し高くなっている傾向にあり、この現象はおそらく男性の女性化というユニセックス現象と重なっているのではないかと専門家たちは指摘しています。「男らしさ」を失いつつある若い男性をたとえて、「草食系男子」という造語が登場したのが、数年前。女性を求めようとしないだけではなく、眉を細く整えたりして顔だちまで女性に近づいている若い男性たちの姿を街中で時々見かけますが、声の高さより、むしろ覇気がなくおとなしい話し方に、女性化の印象を強くするのではないでしょうか。

一方、若い女性の声は子どもも含めてかなり低くなっていて、男性の話声位に近い人も珍しくありません。この現象は、生理学的に女性の体格がよくなったことが挙げられます。おおむね身長の高い人のほうが声帯が長く、声が低くなるからです。

「とはいえ、たとえば、カーテン越しに男性の声か女性の声かの聞き分けテストをしても、ほとんど間違えることはありません。声にはいろいろな要素が加味され、自然と性差があらわれるものなのです」（福田宏之教授）

column

声のモノマネ

モノマネが得意な芸人はたくさんいますが、男性でありながら女性の歌も原曲のキーで歌える青木隆治さんはモノマネのプロです。青木さんの芸について、ボイスケアサロン・會田茂樹院長は「喉頭周辺の筋肉が相当やわらかいということでしょう。喉仏《のどぼとけ》を上下に動かしているのをテレビで見たことがあります。誰でも喉仏は上下に動かすことができ、個人差がありますが、かなり動くのに驚きました。だからといって歌上手とは限りませんが、あれだけよく動けば、音域も幅広く音色も豊かになり、また共鳴腔としていろいろな空間がつくれるはずです。訓練の賜物《たまもの》と、やはりモノマネ名人として知られる父親（ツートン青木）譲りの才能でしょうか。そういう意味で素晴らしいのどといえます」と述べています。

質問 15

心地よい声とはどういう声ですか

艶のある声より、ややかすれたハスキーボイスを好む人がいるかもしれません。鼻にかかる声にグッとくるのかもしれません。私たちが他人の声を「心地よい」と感じるのは、きわめて主観的な受け止め方です。

ところで、機械的（人工的）な音声というと、抑揚がない、棒読み、味気ない……といったイメージがあります。機械でつくる合成音の周期は規則正しいからです。ところが、ヒトの声帯はかなり規則正しい周期で動いているものの、完全に周期的というわけでもありません。開閉運動を起こすとき、閉じて開く周期がいつも同じわけではなく、わずかなズレがあります。肺からの空気の力や声帯の状態も含め、身体の状態や運動が一定ということはありえないからです。「誰の声も、予想できないばらつきが常に一パーセントほどあるものだとされています。ばらつきは、ゆらぎとも言い換えられます」（苅安誠博士）。

ゆらぎとは、ものが時間的、空間的に不規則に変化したり動いたりする様子のことで、ゆらぎは、身の回りの自然界にみられる普遍的な現象です。私たちが発する声にも、ゆらぎが含まれているということなのです。基音（質問34参照）の高低がゆらぐ周波数のゆらぎもあれば、音の強弱がゆらぐ振幅のゆらぎもあります。ゆらぎをまったくゼロにしようとしても、生身《なまみ》の生き物である以上、到底できないことであり、そのゆらぎ方で、心地よい声に聞こえたりするのです。そのゆらぎ方は、意識してできるものではないといわれています。

コンピュータで合成した音声のなかにはゆらぎを与えて、より自然に聞こえるようにしているものもあります。

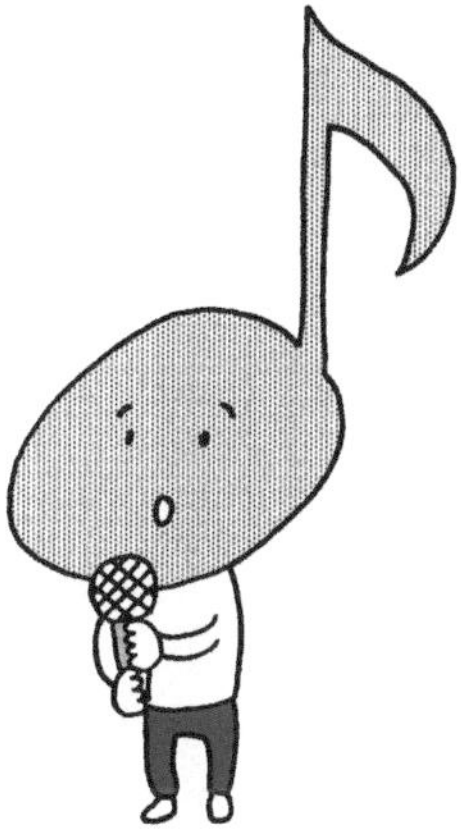

質問 16

人の印象は声によって変わりますか

感情表現における言葉や表情やしぐさの役割についての研究に比べて、声そのものの役割についてはあまり研究されていません。アメリカの心理学者メーラビン氏の調査によると、人間性や心理状態などの第一印象の形成に影響するのは、表情・態度が五五パーセント、言語内容が七パーセント、語調（声の因子）が三八パーセントでした。言語に負けず劣らず、声の役割は決して少なくはないのです。声は、第一印象を大きく左右するといっても過言ではありません。

言葉の意味がわからない外国語であっても、身振り手振りとともに声の様子から、話し手の気持ちや言いたいことをある程度推測できることもあります。このように、声の高低、強弱、持続する長さ、話す速度、音質（音色）などの変化で、さまざまな感情や意思が表現できるのです。「張りのある声」なら元気が感じられるように、声には心身の健康状態もあらわれ、中国では、聞診《ぶんしん》といって患者と交わす最初の会話で得られる声の感じなども総合的診断のひとつにしているといいます。また、「消え入りそうな声」なら悲しさや不安など、「弾《はず》んだ声」なら嬉しさや喜びなど、「震える声」なら不安、怒りなど、声だけでも話し手の感情を推測することができます。ＴＰＯ

に応じて声もコントロールできる一方で、ふとしたときにそのとき抱いている感情を隠せずストレートに出てしまうのも、声のなせるワザです。

赤ちゃんの泣き声も、おっぱいがほしいときの声、かまってほしいときの声などいろいろあって、いつもそばで世話をしている人には理解できることが多々あります。しかし、成長するにつれ、それまで声でコミュニケーションしていたことも、もっぱら言葉で表現するようになります。どんな言葉を使えばよいのか、どんな文を組み立てればよいのかということは、学校でも広く深く勉強するし、大人になっても工夫します。

「それにひきかえ、日本では、話すことに関しては、正確に読んだり話したりすることに重点が置かれ、声そのものの出し方を教える教育システムが立ち遅れています。ちまたに自称ボイストレーナーがあふれていますが、明治以来現在まで、公的に文部科学省は義務教育から専門教育にいたるまで一貫して発声教育を行っていません。さらに厚生労働省も発声治療を正式に認めていません。かろうじて言語聴覚士を国家資格としてつくったものの、発声治療士については公的な養成機関も、認定制度も治療施設も皆無です。先進諸外国では正式につくられています」と、米山文明博士は指摘しています。

〝声は人なり〟といいます。声には感情、意思、心身の健康状態のほかにも、知性、さらには人柄まであらわれるといいます。幼い頃に失明した作曲家・箏曲《そうきょく》家の宮城道雄の言葉を紹介しましょう。

「どんなに美しい人にお会ひしても、私はその姿を見ることはできませんが、その方の性格はよく知ることができます。美しい心根の方の心の調べは、そのまま声に響いてくるからです。声のよしあしではありません、雰囲気と申しますか、声の感じですね」（『水の変態』宝文館）

第2章

発声のからくり

質問 17

自分で声帯を見ることはできますか

いくら舌を引っ張っても、声帯を自分の目で確かめることはできません。「アー」と声を出しながら鏡で口の奥を見ると、軟口蓋《なんこうがい》（口の中の後半部分の動くところ）が動いて上がり、代わりに舌の中央部がやや下がって、のどの入り口つまり咽頭腔への通路が見えてきます。真ん中にダラッとぶら下がっているのが、俗にいうのどちんこで、医学用語では口蓋垂《こうがいすい》といいます。さらにその奥には喉頭蓋があり、食道と気道の交叉路で食べものが誤って気道に入る事故が起こらないように、食べものが通過するときに気道に蓋をします。声帯は喉頭蓋よりもっと下に位置していますから、肉眼で確かめることはできないのです。ただし、新生児の声帯は、のどの奥をのぞき込めば見える位置にあり、おすわりができるくらいの月齢に成長すると、見えなくなります。

第1章の「声はどうやって出るのですか」（質問2参照）のおさらいになりますが、私たちが漠然と「のど」と呼んでいる部分は、咽頭と喉頭を合わせた総称です。口の奥につながっている咽頭は喉頭を経て気管に、また、咽頭の下端は食道への入り口につづいています。声帯は喉頭の中にあります。

声帯は、体の外から見ると、のどのなかで最も前方に突き出た、俗称「喉仏」と呼ばれる部分の内側にあります。皮膚の上から声帯の感触をつかむことはできませんが、声を出しながら喉仏を親指と人差し指でつまむように左右から押してみると響く箇所があり、押すと声の高さや大きさが変わるところが声帯のだいたいの位置です。

余談ですが、日本では喉仏は故人の遺骨のなかで最も尊重されています。実際は喉仏を形づくっている甲状軟骨《こうじょうなんこつ》は焼くとなくなってしまいますが、そのすぐ近くにある第二頸椎の形があたかも座位の仏像のようにも見えることからこの名が付いたと伝えられています。ちなみに西洋では「アダムの林檎」と呼ばれています。アダムが禁断の木の実を口にしたところ、神様に見つかりそうになり、あわてて飲み込んだためにのどに引っかかって突出したのが由来とされています。日本でも西洋でも、宗教にかかわりのある名称が付いているのは興味深いことです。

質問
18
声帯はのどの中にどのように付いているのですか

声帯が収まっている喉頭は第三頸椎から第六頸椎のあいだの位置にあり、六個の軟骨と舌骨《ぜっこつ》とで枠組みされた筒状の構造です。声帯は六個の軟骨のうち、ボックス状の甲状軟骨の内側に収まっています（**図1**参照）。外喉頭筋群、内喉頭筋群と靱帯《じんたい》がこの枠組みを連結し、可動させています。外喉頭筋群は喉頭外部を固定し、内喉頭筋群は声帯の形や、緊張、開閉の度合いなどを調節し、声を特徴づける四大要素（高低、強弱、持続、音色）の変化をつくりだす役割をしています。

甲状軟骨は亀の甲羅に似た形をしていて、それが「甲」の付く名前の由来ではないかといわれています。甲状軟骨は固定されておらず、茎突咽頭筋《けいとついんとうきん》と茎突舌骨筋《けいとつぜつこつきん》などで頭蓋骨《ずがいこつ》の耳の下あたりから吊《つ》り下げられています（**図2**参照）。また、甲状軟骨は人体の軟骨のなかで最も大きく、耳（耳介《じかい》）や小鼻の軟骨と比べると硬い組織でできていて、頑丈です。ケガなどで損傷を受けなければ、凹んでしまったり、年齢によって急激に脆《もろ》くなったりということはありません。変声期を経て思春期が終わり、体の成長が完成する頃には、甲状軟骨の形状は決まり、生涯変わりません。声帯は頑丈なボックスで守られているのです。

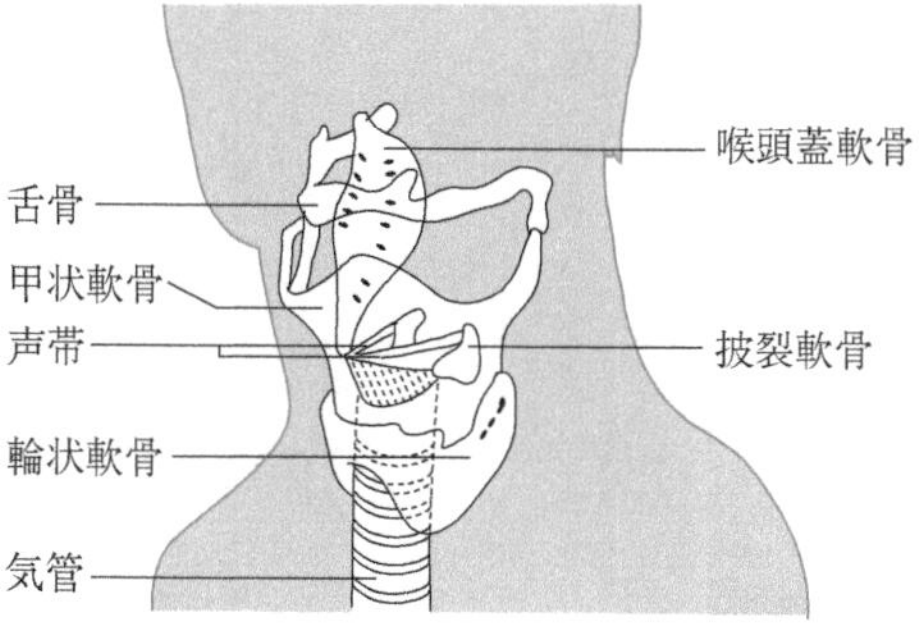

図1　喉頭は、喉頭軟骨、靱帯、喉頭筋、粘膜からできている。喉頭軟骨は六角形の板を２枚合わせたような形をした甲状軟骨、その真下に上から見るとリング状の輪状軟骨、その上にのっている１対の披裂《ひれつ》軟骨が主体となって組み立っている。すぐ上には舌と喉頭をつなげている馬蹄形をした舌骨がある。これら３つの軟骨や舌骨は靱帯や粘膜によって連結され、どこにも関節で直接接合することなく、顎の下にぶらさがっている。　（『声の呼吸法』平凡社より）

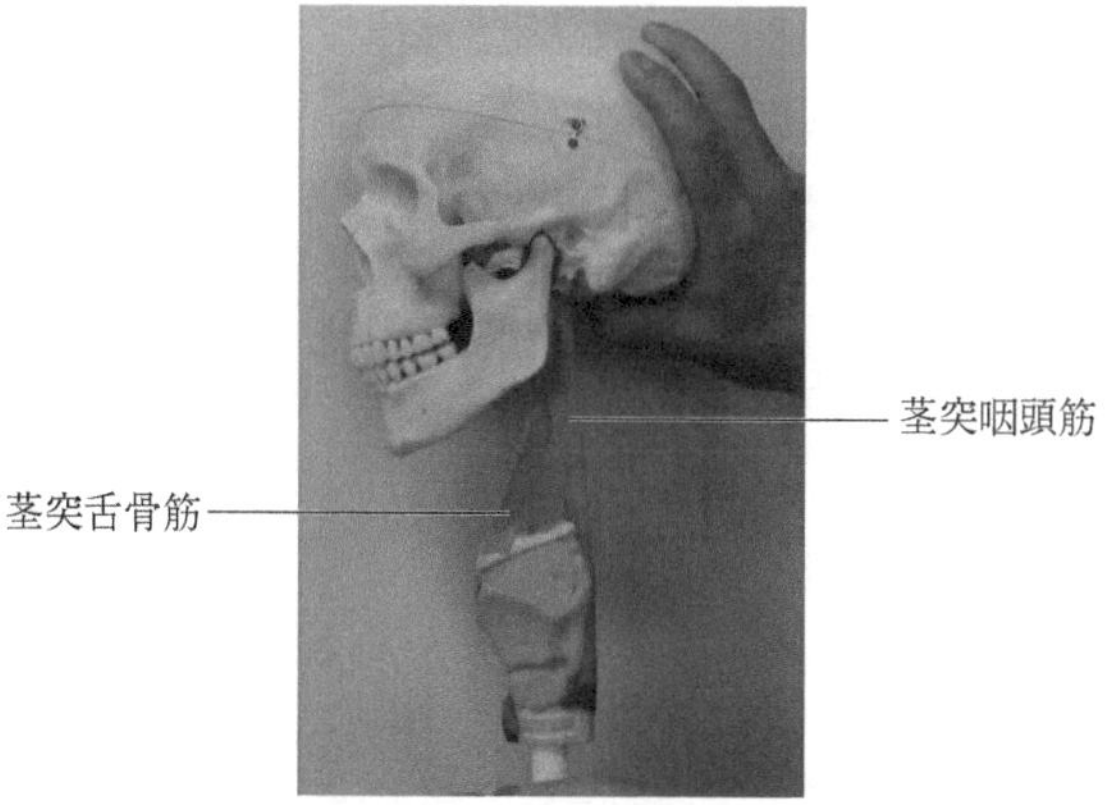

図2　甲状軟骨は固定されたものではなく、茎突咽頭筋と茎突舌骨筋によって頭蓋骨から吊り下げられた状態で動く。

質問 19

声帯が入っている喉頭の大きさと声の関係は

「声帯が入っているボックス（喉頭）が大きければ、それだけ声帯も大きくなります。大きいということは幅も広いし、長さもあるため、低い声になります。ただし、大きいから優れているということではありません。声の能力というのは低い音から高い音までなめらかに出せるかどうかで、より少ないエネルギーで大きくいい音が出るのが優れた喉頭なのです。大小は関係ありません」（福田宏之教授）

また、ボイスケアサロンの會田茂樹院長（51ページのコラム、質問54・55参照）は楽器にたとえて「甲状軟骨の大小は、どんな楽器をもっているかという要素です。きわめて大きいということはグランドピアノを持っているということ。その分、重さもあります。だから、周辺の筋肉も相当スタミナが必要になります」と述べています。

実際、大きい甲状軟骨をもちながら、周辺の筋が弱いため、思い通りの声が出せない声楽家もいるようです。

質問 20

声帯はどのくらいの大きさですか

声帯は空気の通り道である気管の入り口にある粘膜隆起で、左右の声帯は前端（腹側）で接着し、後端（背側）で開閉します。

「大きさは個人差、年齢差、性別差はありますが、長さ（前後径）は成人男子で約二〇ミリメートル、成人女子で一七〜一八ミリメートル、幅（左右径）は約三ミリメートル、厚さ（上下径）は三〜五ミリメートルぐらいです。前端が接着している二本のゴムのようなものと思ってください。後端が開閉し、長さと重さがあります」（米山文明博士）

質問
21

声帯は何からできているのですか

声帯は大部分が筋肉からできています。細かくは筋層(声帯筋)がほとんどを占める硬いボディの部分と、カバーの部分にあたる伸縮性のある粘膜層(粘膜固有層)、さらにその上にやわらかく薄い粘液層(粘膜上皮)という三層構造(**図**参照)になっています。ボディ部分の筋層は声帯の形を微妙に変えて音の高低や大小をつくりだします。カバー部分の粘膜層は波動を起こすのに欠かせません。いちばん外側の粘液層はこすれ合って熱くなった声帯を冷やして潤《うるお》す潤滑油の役を果たします。このように、それぞれの層が大切な役割を担っています。

声帯の粘膜波動をなめらかに起こすには、声帯全体がやわらかければいいというわけではありません。中枢《ちゅうすう》神経からの指令を受ける筋層は厚く硬く強い芯《しん》でなければならず、そのため構成している筋肉は複雑な構造をしています。一方、粘膜層はやわらかいほうが美しい波動になります。また、ボディの部分とカバーの部分はぴったりと付いているわけではありません。ゆるみがあり、カバー部分が移動しやすい仕組みになっています。

「なお、動物の声帯は層構造になっておらず、声帯靱帯もみられません。新生児の声帯もまだ層

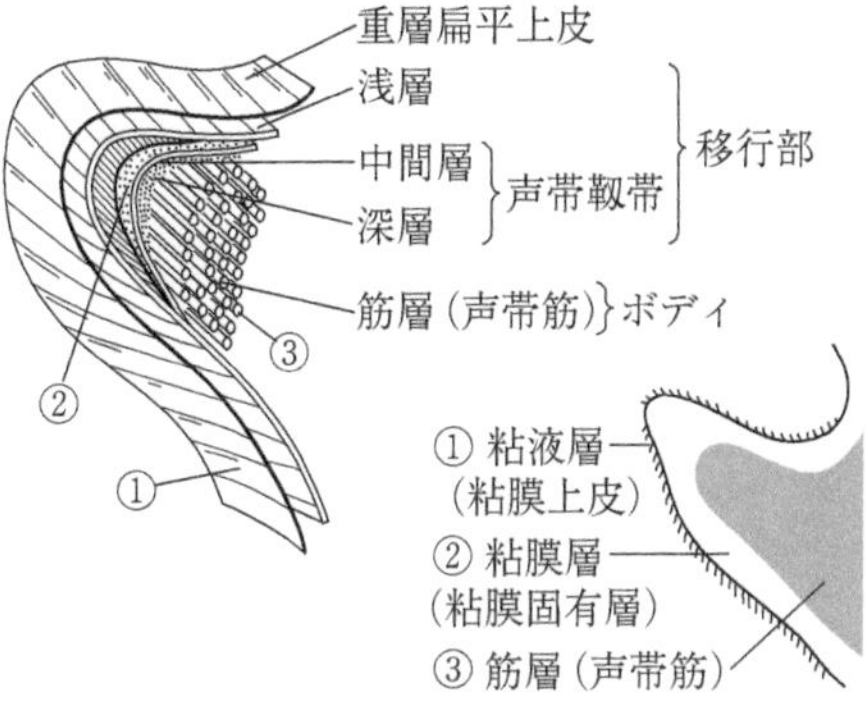

図　ヒトの声帯は３つの複雑な層からなっている。
（平野実『耳鼻と臨床　1975, 21（Suppl 1）』より改変）

構造ではなく、思春期頃にようやくその構造は完成します。こうした層構造はヒト特有のものなのです。小さな器官ですが、このように複雑な多層構造を成し、長時間にわたる高速の振動にも耐えうる構造をもつ器官は、ほかには全身のどこにもありません」（福田宏之教授）

質問
22

声帯はどのようにふるえるのですか

声は、声帯の振動そのものの音ではありません。バイオリンなどの弦楽器やピアノなどが弦の振動音を音源にしているのとはまったく異なります。ヒトの声は空気の渦巻気流音、つまり狭い隙間を吹き抜けていく風がつくる唸《うな》り現象です。一対の声帯の隙間（声門《せいもん》）に肺から空気を吹き込み、声門が開いたり閉じたり断続した気流によってできる気流音を音源とします。

声帯の振動は、硬い平面が観音開きの扉のように開閉するといった単純な動きではありません（**図1**参照）。「声帯振動の本質は粘膜波動です。声帯を上から見ると、左右がもち上がって波打つように動きます。粘膜層の下方に生じた波頭が隆起して移動するのです（**図2**参照）。波が起きて消えるまでが一振動です」（福田宏之教授）。

ところで、左右の声帯の緊張度には微妙な差があります。声帯が完全に閉じないで左右が離れているとき振動はどうなるのでしょうか。じつは左右の声帯は別々に振動しているわけではありません。動きが速いほうが早く動き始めますが、途中、動きの遅いもう一方の動きを待って、一緒になって声門を閉じます。再び速いほうから動きをスタートさせる、その繰り返しです。

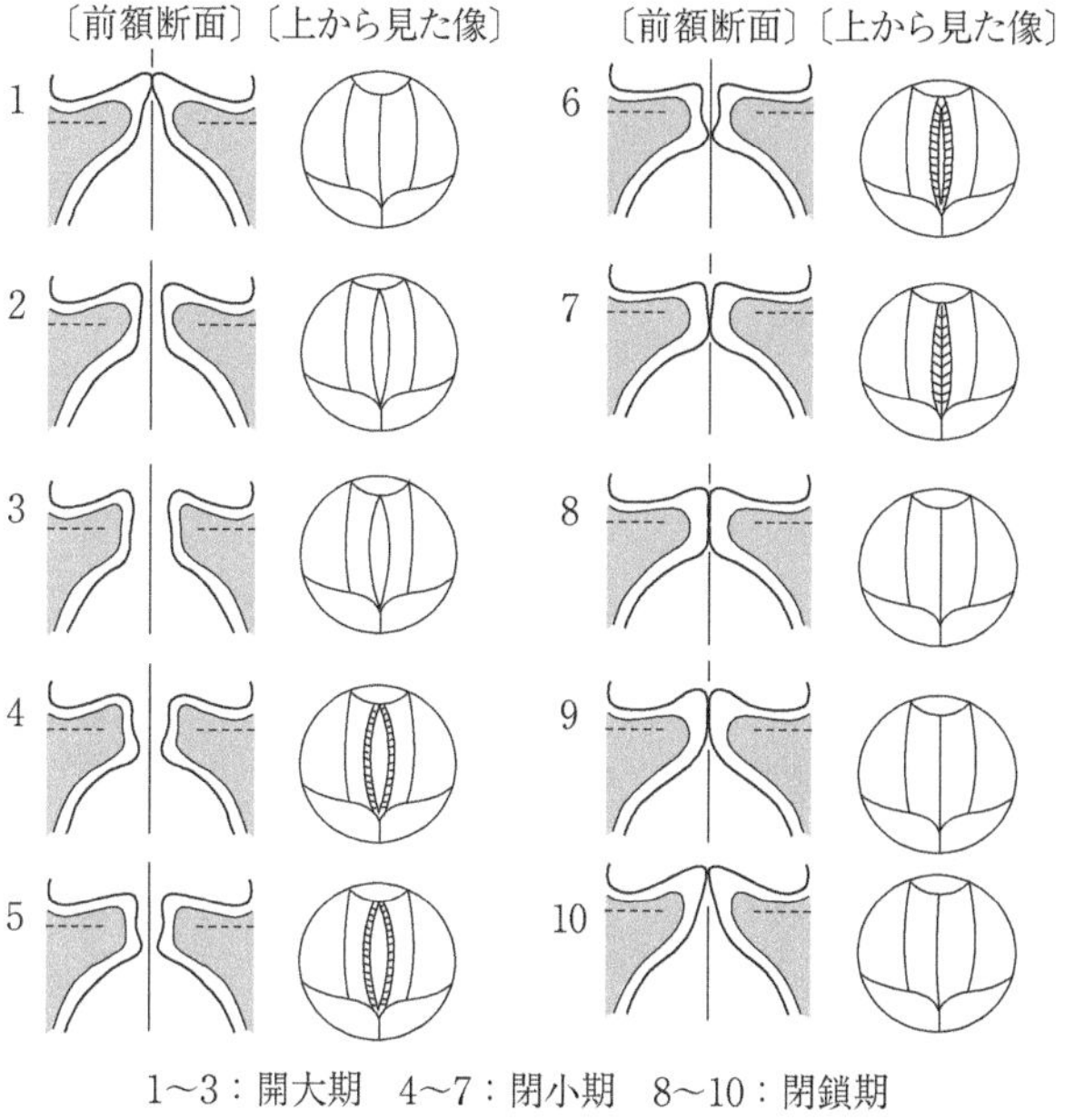

図 1　発声しているときの声帯の１振動の様子。

（『新編 声の検査法』医歯薬出版より改変）

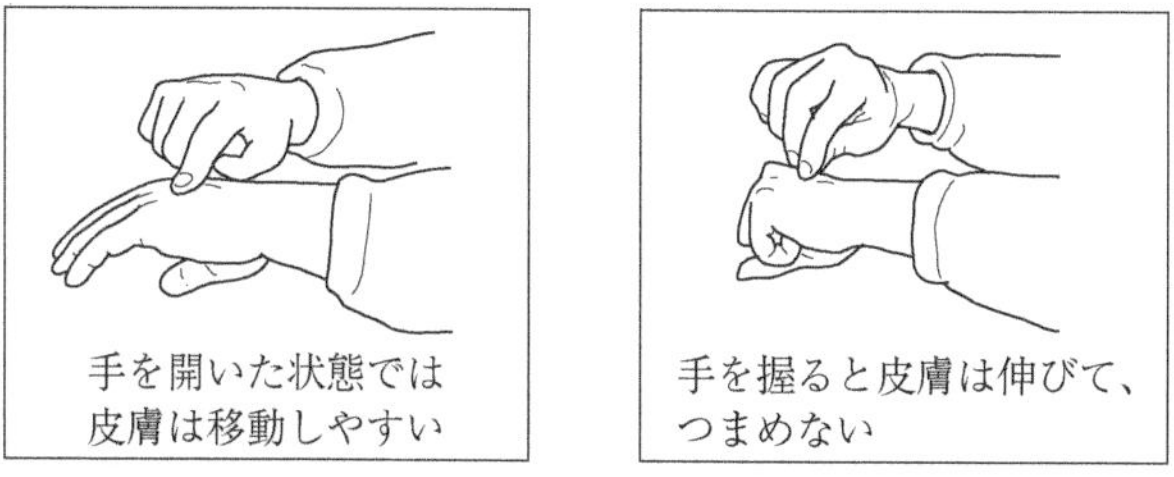

図 2　片手の甲を上にして、もう片方の手の指で一方向になでると皮膚の高まりが移動する（左）。注射をして皮膚が腫れたり、ケガなどで瘢《はん》痕《こん》化すると、皮膚が伸びてつまめなくなる（右）。

（『聴覚・音声・言語障害の取り扱い　PART2 音声障害』金原出版より）

column

ロボットの声とヒトの声

歌詞や旋律を入力するとアニメのキャラクターのようなロボットが画面上で歌う、音声合成ソフト「初音ミク」が話題になりました。誰でもオリジナルの曲や動画を作って「ミク」に歌わせ、楽しむことができます。

また、人間そっくりのロボット、アンドロイドもいろいろつくられています。しゃべるときの口元や頰の微細な動きまで、とても〝人間ぽい〟表情を見せます。たとえば、二〇〇九年の国際ロボット展に出品された「受付ロボットSAYA」は圧縮空気で顔のなかの人工筋肉を動かし、顔面もホンモノの皮膚のように見えるシリコン樹脂でできています。製作した研究室の人たちが親しみを込めて「SAYAちゃん」と呼ぶそのアンドロイドは、約三〇〇単語を理解でき、返答も七〇〇種可能です。

ロボットをさらに〝人間ぽく〟するべく、「みかけ」「動き」「声」の研究が進められていますが、ロボットの声はどのようにつくられているのでしょうか。ロボットボイスと呼ばれるその声は、完全にコンピュータで音声合成する方法と人間の声を利用する方法があります。前者にも、あらかじめ人間の発音を録音してそれを組み合わせる声とまったく白紙の状態からコンピュータで声をつくりだす方法があります。

　やりとりの必要がない案内放送などに使われる合成音声は、すでにいろいろな場面で利用されています。しかし、ロボットと生身の人間が自然な会話をするところまでにはいたっていません。二〇一一年、アンドロイドが人と会話劇を演じた舞台では、その声は舞台裏の俳優の声を送信したものでした。「声を使うやりとりを自然なものにするためには、場の空気を読むことや適切な間《ま》をとることなどの要素が大きく、ロボットの知能系のさらなる進歩が必要なのです」（苅安誠博士）。

　将来、アンドロイドのようなロボットが身近に利用されるとしたら、声そのものも、会話の能力も、人間に近くなっているかもしれません。

質問 23

声帯はどのくらいのスピードで振動するのですか

「声帯は人体のなかで最も速く動く臓器です」（福田宏之教授）。心臓は成人で毎分七〇回前後脈打っていますが、声帯はそれよりも速く、成人男性だと日常会話の声で毎秒約一〇〇回、女性の声なら約二〇〇回振動しています（歌をうたっているときは五〇〇〜六〇〇回、ソプラノでは一〇〇〇回を超えます）。声帯は超高速度臓器なのです。

心臓は、心臓を構成している心筋自身が収縮してポンプとして動いています。そのため、心拍数は心臓が能動的に動いた回数です。一方、声帯は、声帯自身では動けないので、閉じている状態のところを呼気流が通って強制的に動かされているのです。

声帯が毎秒一〇〇回振動しているということは、左右一対の声帯が一秒間に一〇〇回こすれ合っている（あるいは衝突し合っている）ということです。声を出しているときの声帯はこういう状態ですから、潤滑油がないと摩擦熱でやけどしたり、滑らかに動かないために捻挫《ねんざ》した状態になってしまいます。そのため、声帯がスムースに振動するには、声帯の表面は濡《ぬ》れていることが大切です。

質問 24
声帯の表面はどんな成分で潤されているのですか

主に痰《たん》です。成人で気道から一日に一〇〇～二〇〇ミリリットルの痰が無意識に出ています。その痰と声帯と仮声帯のあいだにある喉頭室（前方は甲状軟骨と喉頭蓋の下部によって仕切られ、後方は披裂《ひれつ》軟骨によって仕切られている）から出る分泌液が合体して声帯を濡らす、いわば潤滑油になっています。自動車のエンジンオイルと同じです。英語で喉頭室のことを、自動車のエンジンオイルがあるところの部屋と同じ「オイルチャンバー」と呼んでいるくらいです。痰は、声帯を潤したあと排泄されます。

痰というと、いかにも排泄物で、すぐにでも吐き出したほうがよい汚い不要物というイメージがありますが、意外にもこんな役割があるのです。そのため、喉頭を研究している医学者は痰といわず、「気道液」と呼んでいます。「この研究が成就したおかげで、日常臨床でも『声帯は濡れていないとダメですよ』とか『声帯は湿り気が大事ですよ』と注意を促せるようになりました」（福田宏之教授）。

質問 25

声帯の振動を見ることはできるのですか

声帯の振動を観察しようとしても、声帯があまりにも速く振動しているので、たとえ口を大きく開けて声帯をのぞくことができたとしても（実際は見えませんが）、裸眼《らがん》でその動きを追うのは不可能です。また、喉頭鏡を使用してもブレてしまいます。

一回一回の声帯振動を正確に捉えるには超高速撮影が必要になり、最近では超高速度デジタルイメージングという方法があります。が、まだ普及していない段階です。現在、臨床的に最も広く普及しているのは、ストロボスコープという特殊な装置を使ってスローモーションで長い一連の周期の画像を観察する方法です。この手法では患者の頸部に取り付けた接触型マイクロフォンから音声信号を取り込み、まず基本周波数を測定し、それよりわずかにずれた一定の間隔でストロボ光が点滅する装置を内視鏡に接続します。すると、声帯がゆっくり振動して見えます。その様子を福田宏之教授は、「あたかも海の波が『どんぶらこ、どんぶらこ』と押し寄せるように」と表現しています。たとえば、一秒間に一〇〇回振動している声帯の動きの場合、一〇一回の光をパッパッパッパッと当てることで、一秒間に一回の振動となって見えるのです。

このように、正確にいえば、実際の声帯の動きではなく、仮の振動を見ているわけです。たとえば、ディスコで踊っている人に対して光を点滅させると、ゆっくり踊っているように見えるのと同じ原理です。

ストロボスコープを使うことで左右の声帯の対称性や規則性、声門閉鎖、振幅、粘膜波動、非振動部位などが把握できます。つまり、声帯の粘膜のどこかに硬いところはないか、正常なら同時に動くはずの左右の声帯に違った様子はないかなど、微妙な声帯病変の範囲を診断することができます。患者が苦痛を伴うこともありません。ただし、発せられた周波数が同定できないほど声帯振動が乱れて（声がかすれて）いたりすると、正確に観察できないことがあります。

質問 26

声帯が傷つくと声にどう影響しますか

成人でわずか一七〜二〇ミリメートルしかない声帯の表面に針の先ほどの傷がついただけでも声がかすれたり、声質が変わります。声帯は超高速で動けるほどタフである反面、実にデリケートなのです。

わずかな傷が原因で、表面の粘膜や筋肉の物性が変化し、硬くなることがあります。声帯を治療するためにいじり過ぎて瘢痕《はんこん》（傷跡のひきつれ）になることもあります。声帯が硬くなったり瘢痕になると、表面の粘膜がスムースに振動できなくなるために、高い声や低い声に限らず、常に声が出にくい状態になり、日常生活にも不自由します。声帯はいつも滑らかで弾性のあるプリンのようなやわらかい状態に保つ必要があります。

「このように硬くなったり、瘢痕が生じたりしても、結節やポリープのようにはっきり見えないため、診断は困難です。診断ができても、治療もできない状況です。瘢痕化した粘膜や筋肉の性質を元に戻すことはできません。アレルギーの治療薬として知られている『トラニラスト』という薬に、傷が瘢痕になるのを防ぐ効果があることがわかり、抗瘢痕薬として使われています。しかし、なかなか決定的な方法がないのが実情です」（福田宏之教授）。楽器の弦を取り替えるようにはいかないのです。

今後、声の美容整形の需要が増えると予想されていますが、顔や乳房に比べて、難易度はとても高く、失敗すると声帯が硬くなって元の声には戻らない危険性があります。再度手術をしてさらに違う声にすることもできないのです。

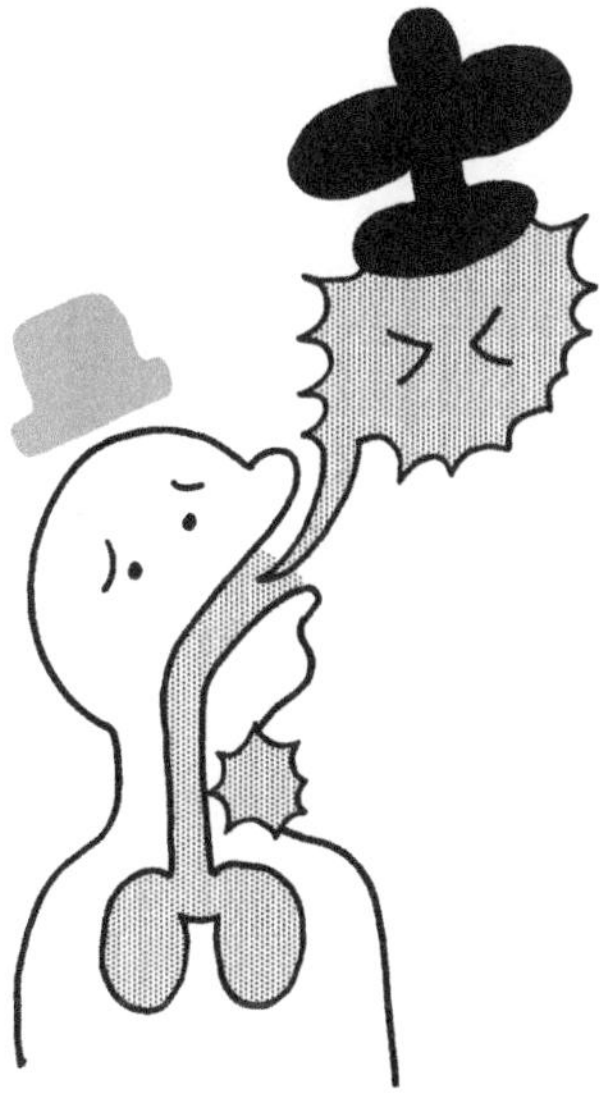

質問 27

声帯はどうやって閉じたり伸びたりしているのですか

声を出すときには両側の声帯が閉じ、空気を吸うときには声帯が開きます。また、高い声を出すときには声帯をピンと張るために声帯が伸び、低い声を出すときには声帯が縮んでゆるみます（質問29参照）。これらのほかにも声帯はいろいろな動きをしますが、このような声帯の動きは声帯自身でできるのではなく、声帯の周りにある内喉頭筋という筋肉群が働くことによって、声帯が伸びたり縮んだり、開いたり閉じたりしているのです（**表**参照）。

これら内喉頭筋は随意筋《ずいいきん》、すなわち意思によって動かすことのできる筋肉に分類されますが、現実には自分の意思で直接コントロールすることは不可能です。そのため「半随意筋」と呼ぶ専門家もいます。意識して発声する場合でも、喉頭の筋肉そのものを意識して動かすことはできません。まして、声帯そのものを「伸ばして」といわれても、どうやって声帯を伸ばす筋肉を動かすのか、普通はわかりません。とはいうものの、内喉頭筋は心臓や内臓筋と違って、感覚をつかむと少しその動きを察知できるということも覚えておくと便利です。

内喉頭筋群の働きで、声帯の形、長さ、緊張度、開閉などを調節し、多彩な声の高低、強弱な

支配神経		名称	通称	作用	発声への影響
迷走神経	反回神経（下喉頭神経）	甲状披裂筋	声帯筋・内筋	声帯を緊張させる	声にハリが出る（声が高くなる）
		披裂筋	横筋	声門を閉鎖する（後半部への作用大）	
		外側輪状披裂筋	側筋	声門を閉鎖する（前半部への作用大）	
		後輪状披裂筋	後筋	声門を開大する	無声になる
	上喉頭神経	輪状甲状筋	前筋	声帯を引き伸ばす	声が高くなる

表　声帯に関与する筋肉群。　（『新編　声の検査法』医歯薬出版より）

どをつくりだします。たとえば、声を高くするためには、輪状甲状筋《りんじょうこうじょうきん》（前筋）が働きます。前筋は直接声帯に作用するわけではありません。前筋は甲状軟骨（気管の最も上にあって喉頭の受け皿のような位置にある）と輪状軟骨をつないでいる筋肉ですが、前筋が緊張すると甲状軟骨が少し前方に傾き（**図**参照）、その裏側に付いている声帯が前後に引き伸ばされることで高い声になるのです。

このように、話したり歌ったりするためには、これら声帯周辺の内喉頭筋群の正常な動きが必須です。実際の発声には、内喉頭筋群の働きだけでは十分ではなく、咽頭筋や舌筋、咀嚼筋《そしゃくきん》、表情筋、さらには腰筋や腹筋など全身の筋肉が働いているのです。

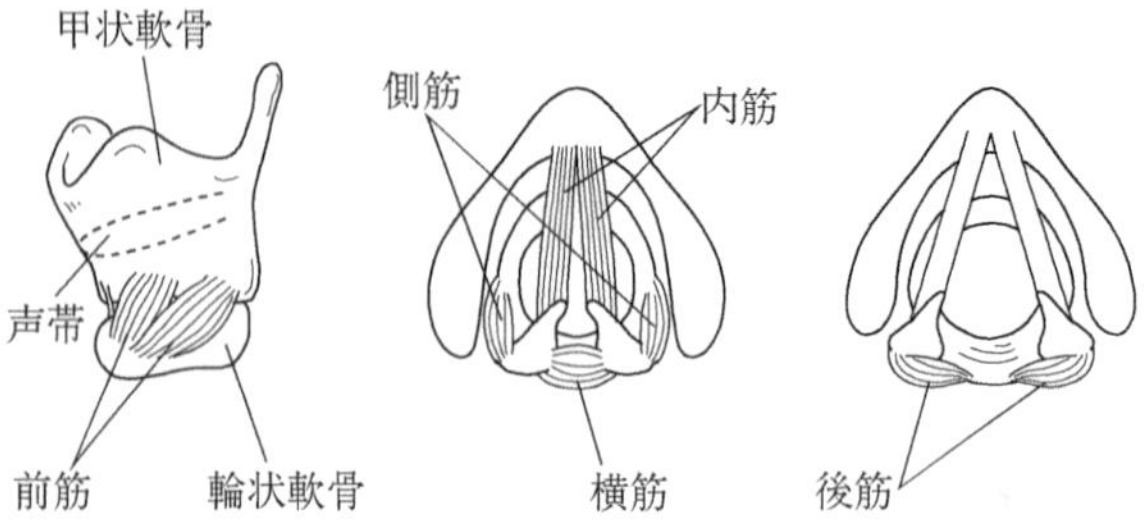

図　声帯に作用する筋肉。甲状軟骨とその下にある輪状軟骨とは関節で連結しているため、前筋（輪状甲状筋）が緊張して縮むと、甲状軟骨全体が前に傾く。それに従って、甲状軟骨に付着している声帯が引き伸ばされて声が高くなる。　（『新編　声の検査法』医歯薬出版より）

質問 28

驚いて思わず「キャーッ！」と叫ぶ声とふだんの発声には違いがあるのですか

突然怖い思いをしたときや気持ち悪いものに触れた瞬間に思わず出る「キャーッ！」とか「ギャーッ！」という叫び声のように、自分でもどこから出たのだろうと思うくらいとんでもなく大きな声が無意識に出てしまうことがあります。しかも大声コンテストでいくら大きい声を出そうと精一杯がんばっても出せないのに、無意識だと出てしまう。意識的に出す声と驚いて無意識に出す声とは、何か違いがあるのでしょうか。

驚いて思わず出る大声も、落ち着いて話している声も、同じ道具（喉頭と呼吸器）で生まれます（質問2参照）。違うのは、発声の道具を動かす脳の神経経路と信号の強さです。

喉頭は声を出していないときでも、呼吸と嚥下《えんげ》に関わって反射的に動いています。話したり歌ったりして声を出すときは、人間らしい思考や判断を司る大脳皮質から指令が出ます。その指令は中脳・延髄・脊髄《せきずい》を通って、肺・喉頭・舌その他のさまざまな発声器官を動かすそれぞれの神経に届き、発声となります。一方、無意識に出る叫び声などは、人間の本能的な情動を司る大脳の内面にある大脳辺縁系から指令が出て伝わります。

また、痛みを伴うときに発するような「ウッ！」というような呻き声や驚いたときに「アッ！」と出る反射的な声は視床を介して中脳に伝わり、刺激から声になるまでの時間はきわめて短く、息を吸う間もないのが特徴です。

ちなみに、「キャーッ！」という叫び声を発するときには周波数が高くなり、感情が高ぶったときや気持ちが入ったときなど精神的に興奮した状態になると、声帯の振動もどんどん大きくなります。声帯の周りの筋肉がギュッと張り、声も高くなるのです。たとえば、飛行機の墜落事故後に回収されたボイスレコーダー（操縦室内の音声記録）を調べると、恐怖が極限の状態になったときに、考えられないほど高い声が記録されていたという報告があります。

では、劇の一場面でのセリフとして「キャーッ！」と叫ぶ場合は、どちらの経路の声でしょうか。「台本に従って叫ぶ」という思考に基づいていますから、大脳皮質からのコントロールされた声になります。ジェットコースターで、はしゃいでいるようなわざと出す叫び声も同じです。「一方、本能的感情を生み出す大脳辺縁系からの声は、声の大きさや高さを加減したり、音色を調節したりできないまま出てきた声なのです」（苅安誠博士）。

質問 29

高い声を出しているとき、声帯はどうなっているのですか

声を発するときには、声帯が閉じて肺から出てきた呼気流を遮断《しゃだん》します。閉じた声帯に呼気流が当たりその圧力（呼気圧）で声帯をこじ開けようとするときに声帯表面の粘膜が振動して呼気流の断続ができ、空気の振動音がうまれます。これが声の音源です。このときの声帯の振動数によって声の高低が決まりますが、声帯の振動数を決めるのは声帯の振動部分の長さや重さ、また緊張度（テンション）です。

写真は、高い声を出したときと低い声を出したときの同一人物の声帯です。どちらが、高い声を出したほうでしょうか。答えは、声帯が長くなっているほうの、Aです。一般に、子どもより大人、女性より男性のほうが声帯が長く、そのため男性の声は低くなります。しかし、同一人物の場合、声帯が長く引き伸ばされて緊張度が増したほうが振動する速さも増して高い声が出るのです。

ところで、声帯が引き伸ばされるといっても、もちろん限界があります。弦のように単純に長く伸ばすだけなら、たとえば、二〇ミリメートルある弦を一オクターブ高い音を出すためには、

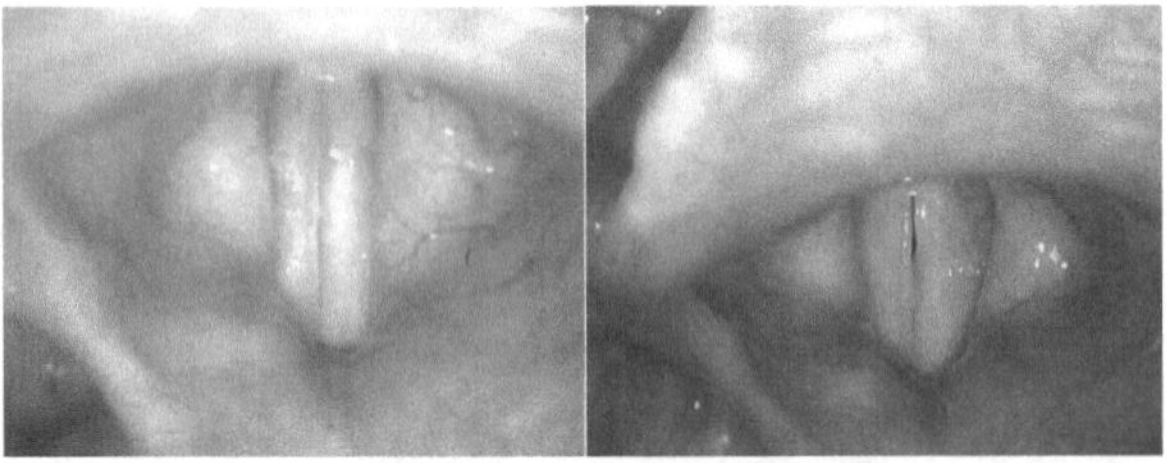

(A)　　　　　(B)

写真　同一人物の声帯の変化。声を高くしたときは声帯が伸び、細く縦長になり（A）、低い声のときは太く短くなる（B）。

二倍の長さ（四〇ミリメートル）まで引っ張る必要があります。しかし、声帯の場合はせいぜい四分の一ほどしか伸ばすことができません。理由は、声帯は甲状軟骨といういわば箱に入っているだけなので、甲状軟骨と輪状軟骨の関節の動きに制限ができてしまい、それ以上は伸ばせなくなるのです。ただし、声帯を引き伸ばせばいくらでも声が高くなるわけではありません。

より高い声を出すためには、声帯を薄く使う——声帯の縁だけを振動させる——ようにします。声帯を薄くすれば振動している部分の声帯の重さも軽くなり声は高くなります（いわゆる地声から、後述する裏声に変える使い方です）。バイオリンの弦を太い弦から細い弦に切り換えれば、高音になるのと同じです。

一般に人が出せる、最低音から最高音までの範囲を生理的声域といいます。声帯の使い方を変えて発声するやり方を日本では低いほうを「地声」（表声）、高いほうを「裏声」

と呼んでいます。地声は声帯全体が大きく波打って振動して発声します。その地声のままで音域を上げていくときは、声帯を引っ張りつづけているときです。限界がきても声をさらに高くすると声の音色が急に変わるところがあり、その境目を声区変換点（声区チェンジ）と呼びます。点というものの、実際には全体で振動していた声帯が部分的な振動に変化するところ（声区）を日本では裏声といいます。地声で高音を出すには限界がありますが、裏声ならば、かなり高い声が出せます。

ところで、女性の声優が幼い男の子の声を演じるケースはよくあります。たとえば、声優の野沢雅子さんは『ドラゴンボール』の悟空親子三代の声を演じ分けています。少年の声を演じるときには、髪を短く切ってズボンをはいたりして、気持ちまで少年になりきるのだそうです。このように成人女性が子どもの高い声を出す場合は、前筋（輪状甲状筋：質問27参照）の働きで声帯を伸ばすとともに、声道の長さ（声帯から唇までの長さ）を短くして声色をつくっています。

質問 30

裏声は誰にでも出せる声ですか

裏声は基本的に誰にでも出せる声です。

そもそも裏声がどんな声のことかわからない、という人もいるようですが、裏声はたとえば、腹話術師《ふくわじゅつ》が出す高音の声です。ほかにヨーデルの「ヨーロレイー」と歌ったときの「イー」の部分です。日常よく耳にする例では、女性がふだんより高い声で電話口に出るときの気取った「もしもし」の声がそうです。裏声は高音域に限らず、中音・低音域でもある高さまでなら、出すことができます。裏声が出るときは、声帯は強く引っ張られていて、声帯の左右の縁だけが振動します。

私たちは性別や年齢、人種に関係なく、誰でも裏声を出せる発声機能を備えています。地声と裏声の違いは声帯振動の仕方の違いから生まれるものであり、それは誰でもが出せるものなのです。声帯や舌などのサイズや形状で、裏声が出せるか出せないかが決まるわけではありません。

「ところが、実際は、男性でも女性でも、『裏声を出してみてください』と言っても『出せない』『わからない』と戸惑う人がいます。『ふだんの話し声で高音を出してみて、つらくなったら、どんな声でもいいから、とにかく楽に出してみてください』と助言しても、表声（地声）のまま出してしまい、『できません』とあきらめる人もいます。それは裏声が出せないのではなく、裏声を出す機会がなかったとか、恥ずかしいという気持ちが働いているのでしょう。裏声の出し方を教わっていないという要素も大きいですね」と弓場《ゆうば》徹《とおる》教授（次ページコラム参照）は指摘しています。

なお、イタリア語の「ファルセット」（裏声と訳されるが、裏声とは別のものという見解もある）は、「偽《いつわ》りの」「嘘っぽい声」「仮の」などという言葉からの派生語です。中世の教会では女性が歌うことを基本的に禁じていたために、現在ならば女性が歌う音域をカストラート（質問8参照）がまねたため、ファルセットと呼ばれてきたのだろうといわれています。

さて、裏声は特別な技術ではなく誰にでも出せる声ではありますが、地声からいつ裏声に移ったのか、熟練した歌手になるほど判別が難しいとされています。

column

裏声診断装置

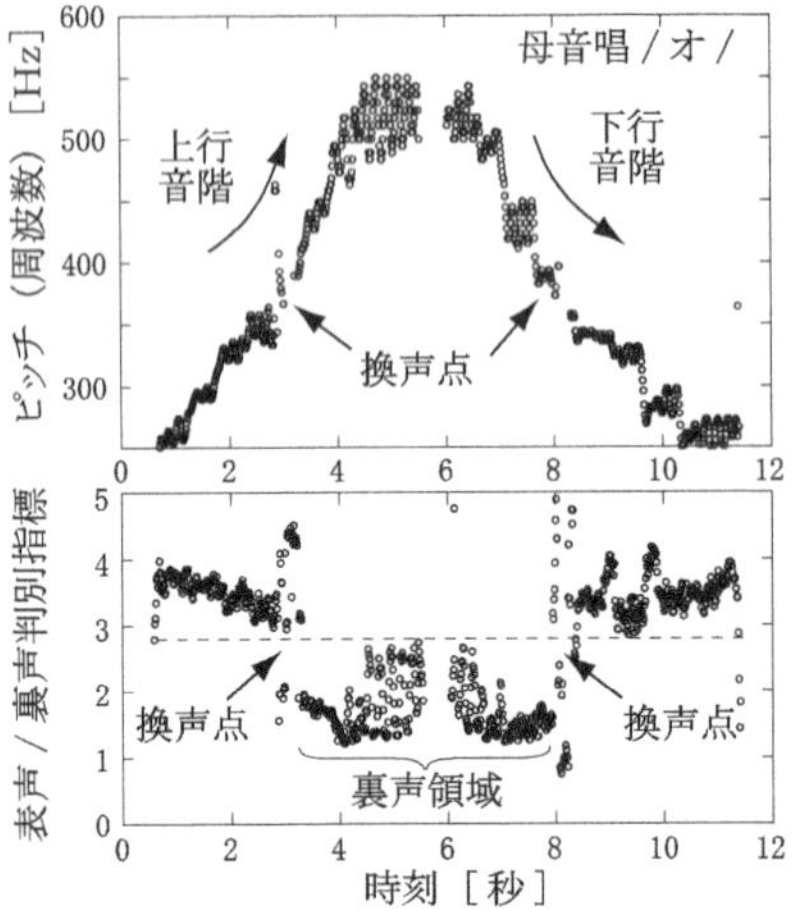

(a) 換声点（表声と裏声が切り換わる点）がはっきりとした歌唱

図 開発中の表声と裏声を判別する指標による分析例。母音／オ／による音階（1オクターブの上下行）の歌唱を分析した。上段は分析された音高（ピッチ）、下段はスペクトル情報等から算出される指標（特許出願済）である。この指標が高いときは相対的に表声が優勢、低いときは裏声が優勢と判定する。

私たちは自分が発した声が裏声か地声（表声）かを、耳を頼りに聞き分けています。他人の声にしても、瞬時にどちらの声かを聴き分けることが難しい場合もあります。また、いくら「今あなたが出した声が、裏声ですよ」といわれても、発声している本人がわからないことも多々あります。そこで三重大学工学部の野呂雄一准教授と同大学教育学

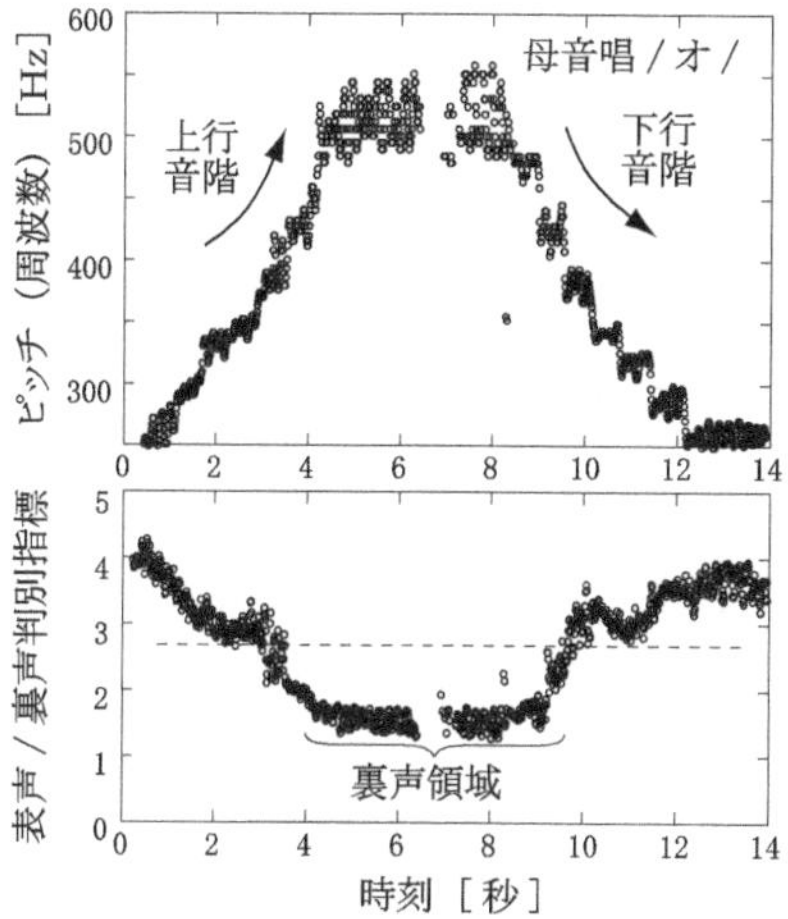

(b) 換声点が目立たないよう表声と裏声を滑らかに変化させた歌唱

(a) では換声点付近でピッチの乱れと指標の大きな変化が認められる。一方、(b) は表声と裏声を滑らかに変化させているため、(a) に比べて指標も緩やかに変化している。　（資料提供／野呂雄一、弓場徹）

部の弓場徹教授らにより上手な歌い方を目指して裏声と表声を区別した発声や両方の声を交ぜた発声を練習する際に役立つようにと、裏声かどうかを客観的に判別する装置の開発が進められています。

コーヒーブレイク

美空ひばりの声

一九八九年に亡くなった美空ひばりさんの歌声はいまでも人を感動させます。ラストソングとなった『川の流れのように』が高校の音楽の教科書に採用されたり、『愛燦燦《あいさんさん》』など多くの曲が若い世代の歌手にカバーされたりしています。また、その生涯を紹介した大学生向けの英語の教科書が出版されたり、昭和史における役割といった社会学的な面や大衆文化的な面などからもさまざまに研究されています。もちろん、声について研究対象としている専門家もいます。

「とくに、地声と裏声。両方の声の特質を最大限に生かすだけでなく、それら二つの声の転換のさせ方やあるいは交ぜ合わせ方の巧みさは、簡単にまねできるものではありません。発声メカニズムの視点から歌い方を分析すると、表声と裏声を合理的に使う歌い方は、自然の摂理にかなった無理のない発声でした。天賦《てんぷ》の才に加え、歌うためののどの筋肉をうまく使っていたからこそ、長年あの声を保つことができたのでしょう」(弓場徹教授)

さらに米山文明博士は、九歳でデビューしたとき、歌のうまさよりも、すでに声変わりをした大人の熟練した女性歌手が使い分けるような多彩な音質と広い音域を本能的に会得していることに驚きを隠せなかったようです。「もしかしたらこの子は、先天的にホルモン異常があるのではないかと本気で疑ったほどです」(米山文明博士)。

音楽指導を受けた山田耕筰氏からは、一八歳のときすでに「何万人に一人という天分がある立派な芸術家」と認められていたといいます。指揮者・岩城宏之氏がオランダのハーグ・フィルハーモニー時代（一九七〇年代）、自宅にオーケストラの楽員を招いた際のこんなエピソードが残っています。「日本ではどんなヒットソングが流行っているのか」という話になり、流行歌、演歌、ポピュラーなどのドーナツ盤をかけてみたものの、全然興味を示さなかった彼らが、ひばりさんの『柔』が流れた途端、全員が「言葉はわからないが、この女性は何ごとかを切々と訴えている」と聴き入ったそうです。

『ひばり自伝　わたしと影』（草思社）には、こんな一節がありました。「わたしののどは、それから発声練習をあまりしないでもいいらしいのです。自分でもしなければ、と思うのですが、結局あまりやらないで今まで来てしまいました」。

「ヒトの声について今後さまざまな分析が可能になっても、科学だけではどうしても説明できない、人の心を揺さぶり動かす何かが声にはあるのかもしれません」（弓場徹教授）

質問 31

大声で笑っているとき、咳をするとき、声帯はどうなっているのですか

狂言で「ハァッーハァッハァッ」と声高らかに笑う場面では、意識的に息を吐き出すように発声します。私たちのふだんの生活でも、口を大きく開けて、文字通り大声で笑うことがあります。漫画などで「アハハハ」といった表現をよく見ますが、実際には最初に「ア」の音は入らず、h＋母音の音列です。

このように大声で笑うときと、自然の話し声で話しているときと、咳や咳払いをするときとでは、声帯の動きに何か違いがあるのでしょうか。「咳払いよりは笑い声のほうが声帯は軽く閉じて、リズミカルに踊っているような動きをします」（苅安誠博士）。笑うときには、周期的な呼吸が起きて動作が反復するのが特徴です。話すときには、呼気の強弱の加減を調節しつつ、素早く吸って比較的長く出し、その間に息をそのまま鼻や口から（安静時は鼻から、話したり歌っているときは両方で）通過させたりしています。どちらも、呼吸動作から生まれる発声です。

しかし、咳をするときは、話したり笑ったりするときとは違います。気流が声帯の間を爆発的に流れるので、声帯は異なる動き方をしています。咳をしているときの喉頭のようすを内視鏡で

観察すると、声帯はまるで火山が爆発を繰り返しているようでもあり、強風で大木が揺れているようにも見えます。時速一六〇キロメートルもの速度で口から飛び出す空気の爆発である咳は、規則正しく開閉する声帯運動ではありません。声門下の圧力は通常の話し声のときの一〇倍以上にもなるため、咳や咳払いは、強い息の力で気道の分泌物など異物を除去する働きもあります。普通の発声とは異なりますから、ふだん低い声の人が高音の咳をして周りの人をびっくりさせることもあります。

ところで、笑い声を発することは、緊張してのどに力が入りやすい人にとってもリラックス効果があるのでしょうか。「笑いは大脳皮質が命令を出す性質のものではなく、反射的活動です。笑いすぎも声帯を酷使する要因になりますが、ずっと笑っているわけではありませんから、まずその心配はないでしょう。むしろ、声帯のリラックス効果が期待できるかもしれません。実際、脳梗塞《こうそく》で声帯が緊張してのどを締めつけるような低音になった女性の患者が、笑い声を出すことで、力の抜けた、その女性本来の高音に戻った例もあります」（苅安誠博士）。

質問 32

「滑舌がいい」という言葉がありますが、発音（発語）するときの舌の役割は何ですか

「滑舌がいい」「滑舌が悪い」という言葉のほかにも、「舌が回る」「舌足らず」など、話すことと舌を関連づけた言葉がありますが、発音（発語）するとき、舌にはどんな役割があるのでしょうか。

舌は、発音（発語）するために欠かせない器官であり、発声、構音（喉頭、咽頭、舌、歯、唇、顎などを使って、言語に用いるさまざまな音をつくること）に関係しているのです。

大きな筋肉である舌のうち、口の中に見えている部分は本来よく動くようにできています。口の外にまで長く伸びる動物の舌（たとえば、犬やヘビの舌）に比べると、ヒトの舌は前後には短く、厚みがあり、口腔内で前後・上下によく動きます。発音するとき高く上がって口蓋にいちばん近づいている舌の部分（舌の先、中ほど、または奥の方）を「舌の位置」と呼びます。発語（発音）時には、舌の位置をずらしたり、細めたり丸めたりして形状を変えたり、素早く動かしたりと、さまざまに舌を動かすことによって口腔の容積や空気の通り道をいろいろと変化させます。

このようにして舌は、唇や顎とともに、喉頭で発生して咽頭から口腔に達した音の共鳴のしかた

を変えることによって、各種の母音を区別してつくりだしているのです。

また、たとえば「ラ行」は舌先を上顎につけてはじくときに出る子音ですが、このようにさまざまな子音をつくりだすことにも関係しています。新生児の舌はほとんど動かないので、まださまざまな音をつくりだす動きもできません。子どもが言葉を習得していく過程で、「カ行」の発音が難しいのは、舌のいちばん奥の見えにくい部分を使うからです。

舌は大きく柔軟な骨格筋の塊《かたまり》です。舌は手と同じ系統の筋肉で、使わないと衰えますが、舌は食べるときや話すときに絶えず動いているので舌の筋肉は簡単には衰えることはありません。さらに日頃からいろいろな方向に動かしていると、なめらかに動くようになります。「たとえば、舌を思いきり強く前に出したり、舌先を上顎の後ろのほうへ強く引っ込めたり、前に出した舌を左右に動かしたり、また舌を裏返しにしたり、そり返したり、舌で左右の頬の内側をなめたり、舌を平らにしたり、細くすぼめたり、いろいろ変化をつけて試してみてください」(米山文明博士)。

ところで、ヒトの舌は、発生学では、進化の過程で、魚の鰓の筋肉が口の中から外まで伸びるようになった器官といわれています。鰓を構成していた筋肉が、呼吸の役割が必要なくなってのどに広がる筋肉となり、咀嚼《そしゃく》や嚥下、顔の表情をつくること、さらに発音にかかわる役割を持つようになりました。実際に言語音をつくるときには、舌の動きだけではなく、呼吸から始まって、咽頭、喉頭、唇、頬、顎、口全体の開閉などすべての動きが絶妙のタイミングで連携しています。

質問 33

腹話術で難しいのはどの音ですか。そしてどのように発音しているのですか

腹話術では、たとえば「ママ」を「お母さん」に、「パパ」を「お父さん」になど、マ行、バ行、パ行の語句を含まないセリフを選んだほうがいいと教えられるくらい、マ行、パ行、バ行の一五音は発音することが難しいのだそうです。これらの一五音は「口唇音」といって、唇をいったん閉じないと発音できないため、口をわずかに半開きにしたまま話す腹話術では特に難しいからです。赤ちゃんが声にする初めての言葉は「ンマンマ」や「マンマ」（あるいは「パパ」）で、これは万国共通のようですが、赤ちゃんにとっては唇をいったん閉じて開くだけの操作で成り立つ出しやすい音が、腹話術では逆に難しいのです。

にもかかわらず、独学で技をマスターし、自らの芸を「ボイス・イリュージョン」（声の手品師）と名付けている腹話術のいっこく堂さんは、いとも簡単に全音をこなします。いっこく堂さんの例をもとに話を進めましょう。東京大学先端科学技術研究センターの伊福部《いふくべ》達《とおる》教授は、いっこく堂さんが口唇音を唇を動かさずに自然に発音していることに驚き、口蓋裂《こうがいれつ》（口と鼻を隔てている上顎に亀裂が生じて生まれてくる病気）に悩む患者の発声訓練のヒントにならないかと、彼の

協力を得て、のどや鼻腔の振動をセンサーなどで測り、解析しました。その結果、次のようなことがわかりました。

腹話術のときは「パ行」の音は口を開けたまま発音できる「タ行」の発音を、「マ行」の音はやはり口を開けて発音できる「ナ行」の音を発音する方法を利用しながら、さらに口の中や舌の動かし方を工夫して、人間の耳に「パ行」や「マ行」に聞こえるようにするのです。

このメカニズムは経験的に知られていたことですが、いっこく堂さん自身も説明がうまくいかず、解析結果に興味津々だったそうです。いっこく堂さんは「下唇の代わりに舌を使うのがポイントです。数え切れないくらい舌を噛みながら、舌を前歯の前に出してしゃべる訓練を五年ほどつづけました」と語っています。

「素人が隠し芸で腹話術をやる場合、口唇音を含むセリフはやはり難しすぎるようです」（米山文明博士）

質問
34

同じ周波数の声でも人によって違った声に聞こえるのはなぜですか

たとえば「ア」という音を一定の高さで発声したとき、わたしたちの耳には、一定の高さのひとつの音として聞こえます。しかし、この声を分析すると、単一の周波数の音波ではなく、異なる複数の周波数の音からできていることがわかります。複数の音がどのように含まれるかによって、音色に違いが現れるのです。

声を構成している複数の音波の特徴は、声帯で起こした空気の振動（基本振動）によってつくられた音（発声した高さの音）の周波数（基本周波数）を f としたときに、f の整数倍の周波数の音が交ざっていることです。交ざっている音のなかで最も低い周波数の音（基本振動による音）を基音といい、それ以外の音を上音といいます。周波数が基音に対して（二以上の）整数倍の関係にある上音を整数倍音といいます。基音を一とすると、周波数の倍数によって第二倍音、第三倍音……、第 n 倍音と呼びます。第二倍音は基音の一オクターブ上の音になります。ただし、実際の倍音は厳密な整数倍とは限らず、微妙に高めであったり低めであったりしてゆらいでいることも多いのです（質問15参照）。

和音を聞いたとき、基音と倍音を区別できないでひとつの音と感じるのは、倍音の振動が基音よりはるかに小さいため、基音しか聞こえないからです。聞き分けられないとしても、基音と同時につくられる倍音が基音と合わさって豊かな音色をつくるのです。それを私たちは異なった声として認識しているのです。

基本周波数しか含まない音を純音といい、音叉《おんさ》の音が純音に近く、一般に味気のない音です。それに対して、楽器はもちろん、自然界のあらゆる音も、それぞれいろいろな割合で倍音を含んでいます。同じ高さの音、たとえばハ長調のあるひとつの音でも、ピアノと音叉が出した音が違って聞こえるのは、含まれている倍音が違うからです。人によって声に含まれる倍音の割合や周波数域の違いが、個人の声の特徴になります。倍音が多くても、必ずしも美しく響くものではありません。倍音の共鳴が重要なのです。倍音の共鳴が豊かな声は、けして「やかましい」と感じさせません。なお、裏声には倍音が少なく、地声（表声）のほうが倍音は多く含まれています。

また、声に含まれるさまざまな周波数のうちでもっとも強調される周波数帯域（共鳴周波数＝フォルマント：質問35参照）が、その人の声の特徴になります。そのため、基本周波数が低い人の声が必ずしも「低音の声」に聞こえるとは限りません。のどや口での共鳴によって高い周波数がよく共鳴して、高い音が強調されれば、「高い声」に聞こえることになり、逆に基本周波数が高くても、低い周波数がより共鳴していれば、「低音の声」に聞こえるのです。

質問 35

大きなステージでもよく聴こえる声にはどんな特徴があるのですか

声の周波数を分析すると、母音を発声した場合、基音、倍音のほかに、最も強く共鳴している音の周波数帯域がいくつか観察できます。これらを周波数の低い順に第一フォルマント、第二フォルマント、……といいます。これらの振動帯域はフォルマントと呼ばれ、声道（共鳴腔）の形状や大きさ、その母音の特徴を決める要素です。そのため、その人の音色を決める特徴になります。

響きのよい歌声は、ヒトの聴覚の感度の最もよい周波数帯域の範囲であるおよそ三〇〇〇ヘルツあたりに、高次フォルマント（第三・第四・第五フォルマント……）を一ヵ所に集中させてつくったひとつの大きな山が現れるのが特徴です。これは「歌唱フォルマント」と呼ばれています。訓練を積んだ歌手にみられます。第一と第二フォルマントで母音の音色の特徴を出し、喉頭、咽頭、鼻腔、顎、舌、唇などの共鳴器官をうまく使って第三から上の高次フォルマントを集中させた発声をしていると考えられます。歌唱発声するのに重要なテクニックのひとつです。

「いわゆる通る声、通らない声の差もこのあたりの音響エネルギーが強いかどうかが大きく影響していると考えられます」（米山文明博士）

ちなみに大声コンテストは声を騒音として捉え、音の強度＝音圧（デシベルdB）のように数字で表示されます。大きな声と通る声は、全く別のものです。

質問
36

ささやき声は声帯に負担がかかるのですか

風邪をひいて声が出にくいときや内緒話をしたいとき、ささやくように話すことがあります。のどや周囲を気遣ってのことかもしれませんが……。

では、少し音量を落としたふつうの声とささやき声とでは、何が違うのでしょうか。ふつうの声は、喉仏に手を当てたとき振動しているのが感じられます。声帯が振動しているからです。一方、ささやき声は喉仏に手を当ててみても、振動は感じられません。声帯が振動していないからです。

ささやき声を出すときは、声門をわずかに開けて、声帯を振動させることなく呼気の流れを通し、その空気の乱れにより生じた雑音を音源として声をつくっているからです。これは、声門を閉じておいて声帯の振幅を大きくして呼気を送り出すと大きい声が出せるのとは逆の作用です。

しかし、ささやき声は声帯を振動させないまま、呼気を無理に送ろうとするため、過剰な気流で声帯が乾燥することになり、またのどにも力が入るので、結果的に声帯を傷めることにつながるのです。そのため、医療では、声帯の術後に用いてはいけない発声法とされています。

「ただ、一概にささやき声はよくないともいえません。声がうまく出ない人たちのひとつの練習テクニックとして、内緒話をする練習方法もあります。あくまで、話す相手との距離感や話す時間といった状況も関係します」（苅安誠博士）

耳元でひと言、ふた言、ささやく程度なら、声帯に負担がかかるということはありません。

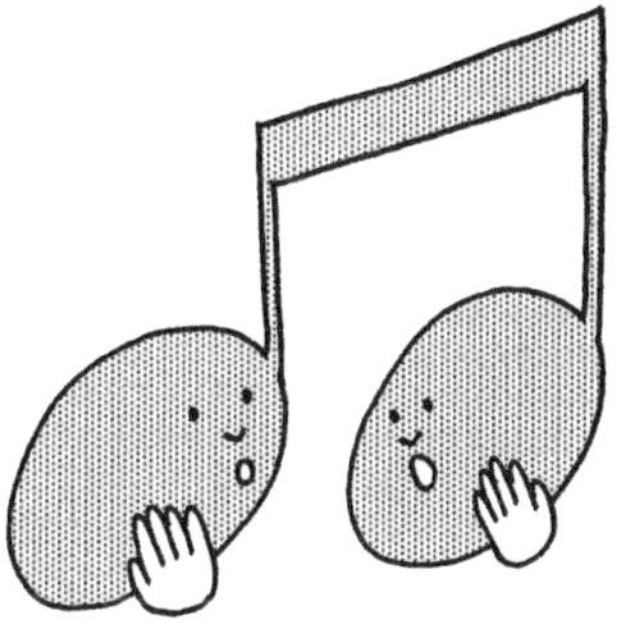

質問 37

録音した自分の声はどうして変な声に聞こえるのですか

録音された自分の声を聞いて、「これが自分の声なの!?」とびっくりし、こんな変な声を他人に聞かれていたのかとがっかりした経験がある人もいるでしょう。直接聞いているときの自分自身の声と、録音した声とでは、音色が違います。その理由は、声が伝わるルートに違いがあるからなのです。

口から出た声は空気中を伝わり、聞いている人の耳に届いて、声（音）として認識されます。これが空気伝導です。また、この声を「気導音」といいます。自分以外の人の声を聞くとき、あるいは録音した自分の声を聞くときは、この声を聞いています。

自分で出した声を自分で聞く場合は、気導音に加え、自分の頭蓋骨を伝わって聴覚神経に届く「骨導音《こつどうおん》」も同時に聞いています。発声したときに自分の体内で生じた振動が、同時に音源となって直接内耳の聴覚神経を介して大脳に伝わるルートです。

自分で聞く自分の声はこの二系統の複合音であるのに対し、録音した声は気導音だけなので、違って聞こえるのです。

骨導音は二五〇ヘルツ付近の低音がより強調されるので、自分の声は、気導音だけの声よりも低音を含む声になります。録音された声を自分で聞くとやや甲高《かんだか》い貧弱な声に感じるのは、この骨導音の低音部がカットされているからです。

気導音と骨導音の比率は、ほぼ半々といわれています。他人が聞いている自分の声は、テープレコーダーで聞く声に近いと認識していれば、そうズレがありません。

また、話すときは、聴覚機能を通して気導音と骨導音の音を聞きながら声をコントロールしているので、聴覚機能などに異常があって自分の声がよく聞こえないと、相手もよく聞こえていないと錯覚して、つい大声になります。聴覚障害者や難聴のある高齢者が大声を出すのも、このためです。声の大きさについても、自分と他人とでは聞こえ方は必ずしも同じではないのです。

質問 38

指紋のように声で個人を識別できるのですか

　刑事ものの番組などで、電話の声を声紋分析することによって犯人を割り出すといった場面を目にしたことはありませんか。声をたよりに同一人物か否かを鑑定するのが声紋分析で、現に事件解決に生かされています。

　声紋分析はソナグラフ（周波数分析装置）を利用した方法です。音声信号を周波数（縦軸）、時間経過（横軸）、強弱（濃淡模様）の三成分で表したスペクトログラムという図に変換し、その図のパターンをもとに視覚的に分析するものです。この図は声よりもむしろ、話す人の共鳴腔の長さ、口の開き方、舌の動かし方、発音の速さなどが視覚的に表現されます。それを声紋（ボイスプリント）といいます。

　指紋は年齢による変化もなく、一生変わることも変えることもできません。最近、入国審査に実用化している国もある虹彩（眼球の角膜と水晶体の間にある薄い膜で、膜の皺《しわ》の模様が黒目に現れ、人によって異なる）や、手のひらの静脈もまた変えることはできません。ところが声紋の場合は、変わってしまいます。Aさんという人の声は、たとえ、どんなにそっくりな声の人がい

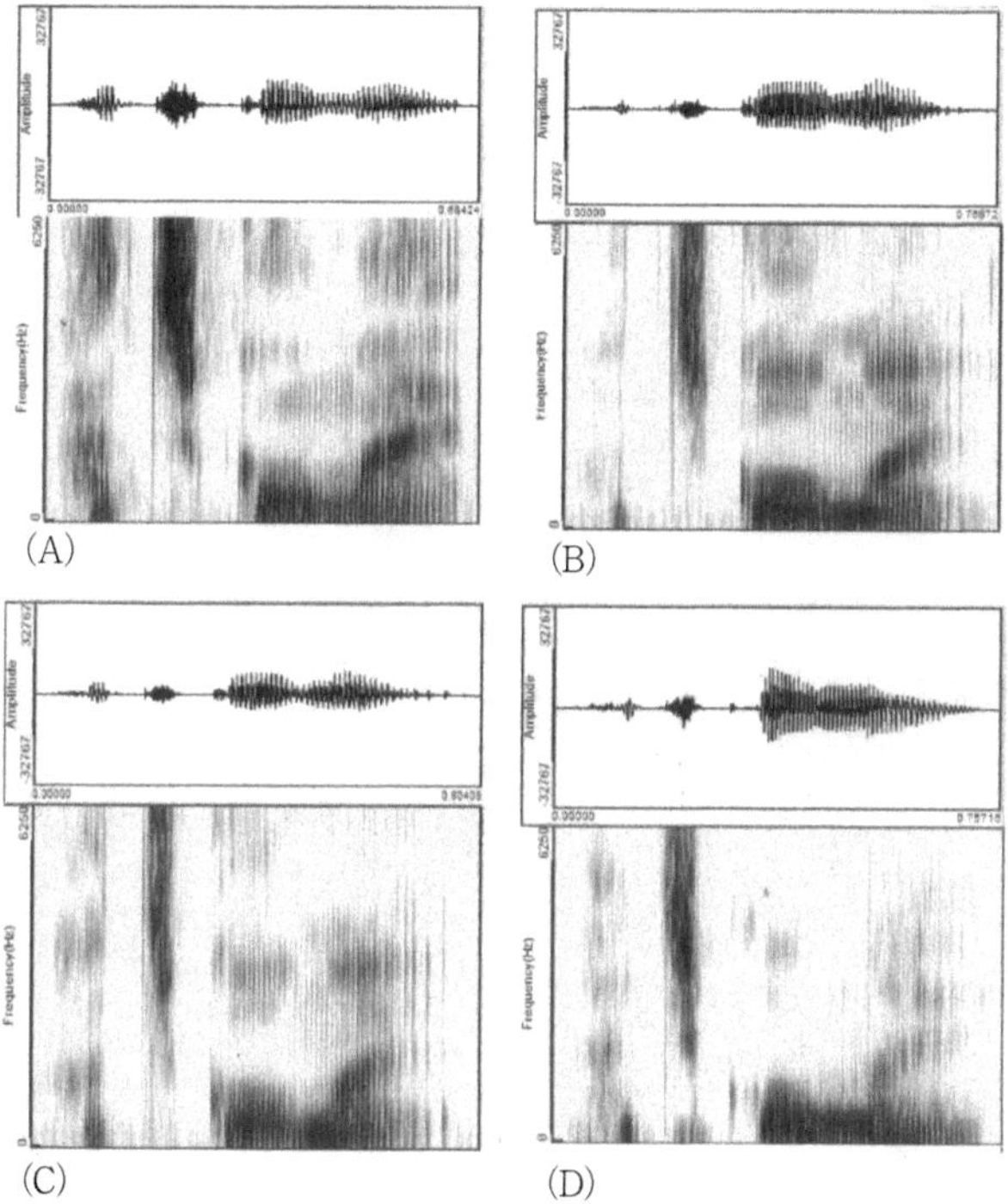

図　「ハチ公前」の音声波形とスペクトログラム。男性3名のサンプルだが、(A)～(D)のどの2つが同一人物のものだろうか。答えは次ページに。なお、縦軸は周波数、横軸は時間経過を表す。

（資料提供／荊安誠）

ても、世界にたったひとつしかないAさんの声ですが、同じAさんの声でも、日によって時間によってまた体調によっても、微妙に異なります。また高い声や、変声期前の子どもは周波数分析が難しいようです。ですから、指紋と違い、照らし合わせる本人の声をテープなどで入手できても、声紋分析だけで同一人物かどうかを特定するのは不可能とされています。

「同じ言葉は誰が話しても同じようなパターンになり、また同一人物でも、同じ言葉を何回か話したらわずかですが声紋は異なり、別の人と似たような声紋になってしまいます」（苅安誠博士）

とはいっても声紋は、ほかの手がかりと合わせれば、複数の人たちから特定の人を絞り込む有力な根拠の一つとなるのです。

答え　(B)と(C)

質問39
「ホーミー」って何ですか

「ホーミー」は、一人の歌手が二つ（それ以上の場合も）の高さの音を同時に発する、中央アジア発祥の伝統的歌唱法です。家の中の邪気を追い出してくれる崇高なものとされ、風の音や動物の声をまねしたところから始まったとされます。低く一定した唸《うな》り声のような持続音（ドローン音）から始まって、両口唇を狭めてつくる口笛の高音のようなメロディー音を奏でる二重唱（多重唱）です。人間楽器とも称されるその声は、初めて聴くと衝撃を受ける人もいるような、独特の歌唱です。

このドローン音は、よく「だみ声のような印象を受ける」と言われます。だみ声は、「濁声」「訛声」とも書くように、「濁《にご》った」「低く迫力がある」という印象を受けます。具体的には浪曲などの伝統音楽や市場の競り師、客寄せの声、政治家の演説などにありがちなノイズがたくさん交じった声です。だみ声は日本人に限られた発声ではなく、どの民族にも見られます。

ホーミーのドローン音とよく耳にするだみ声とは本質的に違うのか共通性があるのかを、音楽文化の位置づけの面から大阪芸術大学藝術研究所が調べた報告があります。それによると、ホーミーもだみ声も声帯が三〜四回に一度、不完全な開閉になり、さらに、ホーミーにおいては意図的に声帯付近の筋肉を制御できることが示唆されたということです。つまり、ともにノイズの多い声なのです。

ホーミーは練習を重ねないと発声できませんが、ホーミーを奏でる人の喉頭に形態的な特異点はありません。ホーミーの発声メカニズムとは、「舌先を口蓋に接近させることで、口腔内を二室が狭いすき間で連結されている状態にする。このとき、二室はほぼ同じ容積になるようにする。すると、二つの室はほぼ同じ周波数で共鳴を起こすので、声帯で作られた音源は、いったん、第一の空間において特定の周波数成分を強調された後、第二の空間において、同じ周波数成分がさらに強調されるのである。このようにして、特定の倍音（引用者注：質問34参照）成分だけが極端に非常に強く強調される」とあります（『音のなんでも小事典』講談社ブルーバックス）。

一九七八年、ホーミー歌手が初来日した折り、その発声メカニズムを解析した米山文明博士は、「共鳴腔利用の特殊型というべきもので、一度できた声をさらに再利用して重ねるという声の二重利用である」と述べています。

column

ホーミー歌手

梅木秀徳さんは、現在日本で、ホーミー歌手と馬頭琴《ばとうきん》の演奏者として活動しています。テレビで初めてホーミーを耳にしたとき「これが人間の声か!」と衝撃を受け、一九九八年にモンゴルに渡ってホーミー指導の第一人者のもとで修業し、モンゴルホーミー協会から、日本人で初めてプロフェッショナルホーミー歌手の認定を受けました。

「のどの筋肉を締める感覚をつかむまで、最初の頃はよくのどがかれました。のどの筋肉を締める究極ののど詰め発声が必要ですが、開放させるときは、あくびをするように歌うのとは全然違う開き方で、十分にのどの奥が開いている感覚です。経験を積んで、腹式呼吸も身に付いてから、その切り替えが負担にならなくなりました」。発声のメカニズムからいうと、どんな声でもよければそう難しいことではないといわれます。しかしながら、プロとして人に聴かせるとなると、話は別です。「高音・中音・低音のホーミーの使い分け、メロディーコントロールなど、さまざまな

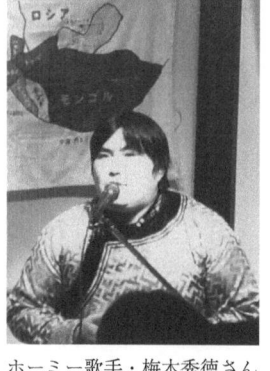

ホーミー歌手・梅木秀徳さん

種類を馬頭琴などの伴奏とともに使いこなさなくてはなりません。身体やのどへの負担はやはり大きく、コンディションの維持にもかなり気を使います」。

第3章

声の悩みとその解消法

質問
40

こもった声をなおす方法はあるのですか

日本語は顔の筋肉をさほど使わなくても、発声できる言語といわれています。テーブルで向かい合ったぐらいの距離で日本人同士がおしゃべりする程度なら、口先だけで発した声でも、身についている母国語でもあるために、話が通じてしまいます。とくに語尾が曖昧《あいまい》でも、話の前後から、相手の言わんとすることを汲《く》み取ってしまうことが多々あります。日常生活のなかで声を磨く必要を痛感しないのは、こういった背景があるのかもしれません。しかし、家族や気心の知れた友だちといった内々の場ではなく、広い場所で大勢の人に声を通して何かを伝えなければならないときは、声がこもって何を言っているのかよくわからないのでは困ります。

「声がこもる大きな原因のひとつは、喉頭蓋（**図1**参照）が後ろに倒れ（閉じ）すぎているからです」（米山文明博士）

喉頭蓋は声を出すときは起き上がり（開き）、さまざまな角度に変化してのどの奥（咽喉頭腔）の音響構造を変え、音色も左右します。その喉頭蓋の起き上がる角度が小さいと、声帯の上から蓋をかぶせるような形になるので、こもったような暗い声になってしまいます。改善するには、

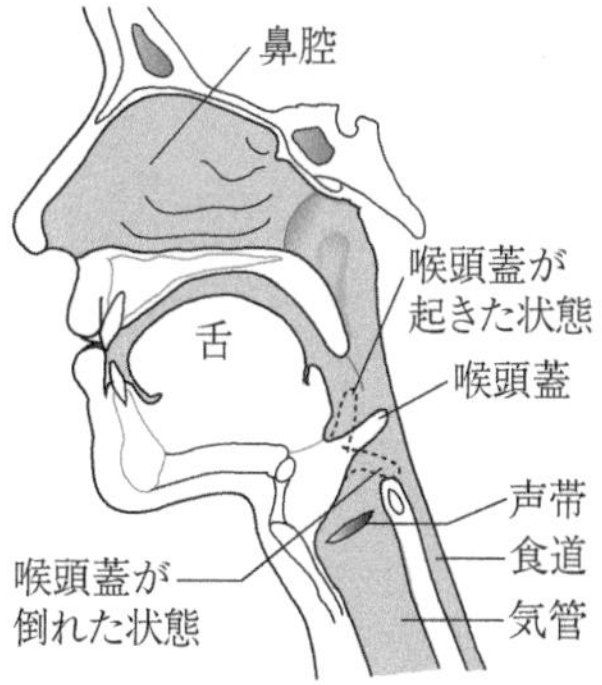

図1　喉頭蓋の起き上がる角度が小さいと声はこもる。
（『声と日本人』平凡社より）

喉頭蓋の起き上がる角度を大きくすればいいということになりますが、喉頭蓋がどういう状態かを自分で見ることはできません。

実は喉頭蓋の状態は声の音色だけでなく、言葉の明瞭度・暗さにも影響します。日本語はほとんど子音のあとにも母音が付きますから、まず母音の発音をきちんと身につけることが大事になります。母音の音色は口の開け方と咽頭腔の開き方、つまり形と広さで決まります（**図2**参照）。この方法によれば、顎を上げたり、のどに力を入れずに母音を出すと、喉頭蓋が起き上がる角度になるのです。たとえば、「イ」や「エ」なら、口の開きを左右方向に広げ、上下方向には狭くして、舌の前方が盛り上がるようにします。喉頭蓋を意識して動かすことはできませんが、このように母音の正しい発音を練習することによって、喉頭蓋を起き上がらせることができます。

ただ口を大きく開ければいい、というものではありません。たとえば、「エ」を発音するときは、口を上下に開けすぎると「ア」の音に近くなってしまい、こもった声になってしまいます。「よく『大きく口を開けて』と指導する人がいますが、口というよりのどを開けることがポイントなのです。つまり、咽喉頭腔を広く開けることであって、口腔を上下に大きく開けると余計声は不安定になります」(米山文明博士)。

相手にきちんと伝えようという気持ちで発声していれば、自ずと口元や表情筋など顔の筋肉もいい声の状態をキープするために動くようになります。

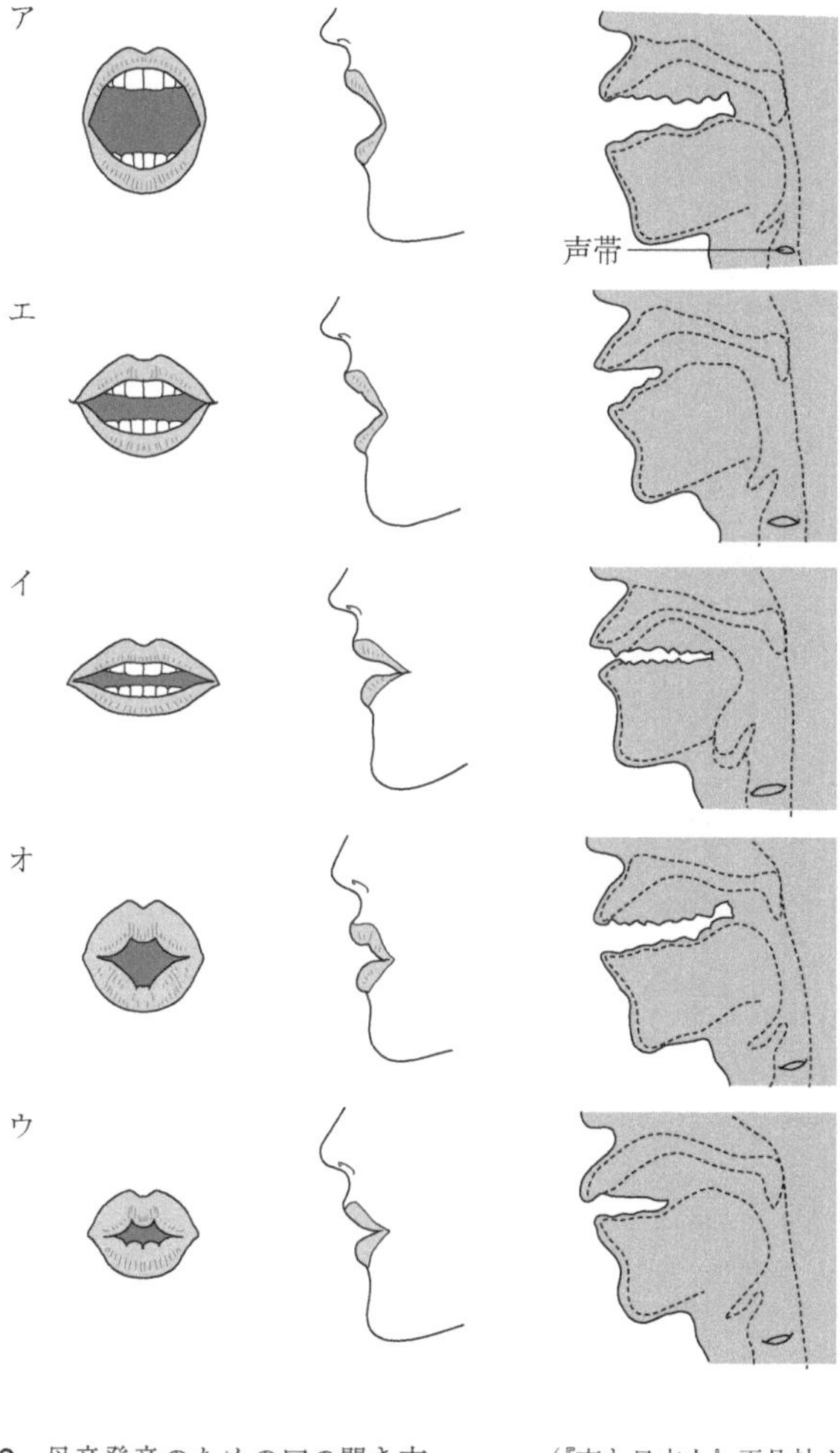

図2　母音発音のための口の開き方。　（『声と日本人』平凡社より）

質問 41

アガると声が上ずるのですが、対処法はありますか

たとえば、ふだんはガキ大将で声も態度も大きかったのに、国語の授業で音読となると順番が回ってくる前からドキドキして、読み始めるといつも声が上ずっていた。以来、勤め先の朝のスピーチも憂鬱《ゆううつ》で、声がふるえる――。傍《はた》から見れば些細《ささい》なことかもしれませんが、「また起こるのではないか」の繰り返しは本人にとっては辛いことのようです。

「アガるという現象は精神的な緊張が過度に高まり、身体の各部分の運動機能に影響を及ぼすときに起こります。自律神経系のバランスが突然大きく変動して体も心も平衡状態を失うため、呼吸や発声にも異常をきたします。呼吸と発声は常に関連していますから、呼吸が浅くなったり不規則になったりすれば、声も乱れます。そのひとつが声の上ずりや声のふるえです」（米山文明博士）。そのほかにも、声の高さや強さのコントロールがうまくいかなくなったり、かすれたり、声質が硬くなったり、声が出なくなってしまったり……、アガると、声にもすぐ影響します。

アガり防止の方法としては、古今東西、多くの対処法があります。ヨガ、座禅、気功、瞑想、自律神経訓練法など、リラクセーションやイメージトレーニングを中心にしたものが多く、現在、

各種スポーツや芸能分野でもさかんに行われています。

「発声には、呼吸のほかに姿勢も影響します。アガるということは上半身が緊張しすぎている状態ですから、上半身を腰（重心）にのせる意識も大切になります」（米山文明博士）

ここでは、本番が目前に控えているときの簡単な対処法を紹介します。

椅子に浅く座り、坐骨（質問56参照）で支えるようにして上半身をまっすぐに立てて、力を抜いて、深く息を取り入れます。その呼吸の仕方はラジオ体操のように大きく息を吸うことから始める深呼吸ではなく、まずはゆっくり十分に息を出し切ってしまうのです。息を吐き切れば、新鮮な空気が自然と入ってきます。吐くことに、より意識を集中するのです。無意識のうちに交感神経の緊張が鎮まり、副交感神経の働きが増してバランスを取り戻すことができるのです。これだけでもかなり効果が望めます。

また、のどの緊張をゆるめる東洋医学の経穴《けいけつ》（ツボ）のひとつに、「天突《てんとつ》」（図参照）と呼ばれる喉仏の下のくぼみがあります。ここを指圧すると効果があるともいわれています。

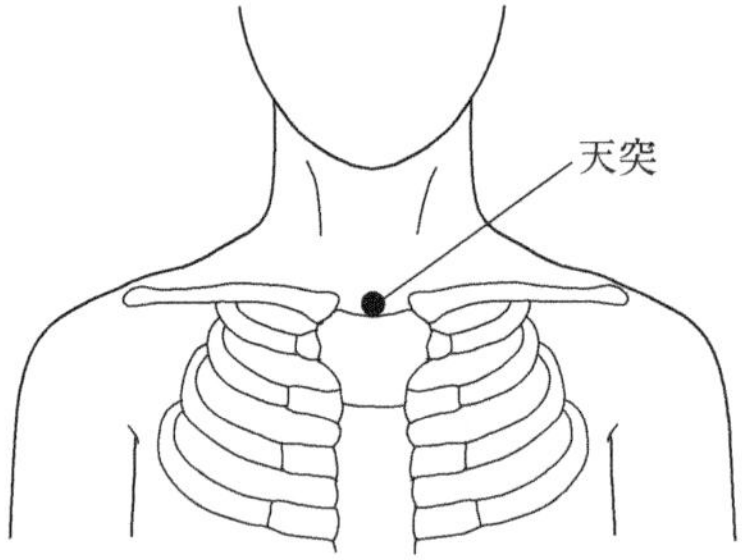

図　「天突」の部分を指を押し込むように指圧すると、のどの緊張がほぐれる。

質問 42

音痴はなおりますか

歌うことが好きでも、自分は下手だからと思っている人は多いのではないでしょうか。ときどき音程が外れてしまう、あるいは音程そのものがとれないなど、音痴《おんち》を自覚している人のなかには、なおせるものなら、なおしたいと思う一方で、「遺伝だろうから」などとあきらめている人もいるかもしれません。録音した声の音程を機械的に修正できる時代ですが、やはり自分の生の声で音程どおりに歌いたいものです。人前で歌うか一人でいるときだけ歌うかなど人によって状況はさまざまでも、「人には『歌唱本能』とでも呼ぶべきものがあって、きっと誰でも歌うことは好きなのでしょう」（弓場徹教授）。

音痴は大きく次の二つのタイプに分けられます。

一つ目は、「発声音痴」または「運動性音痴」と呼ばれるもので、自分が歌っているときも、他人が歌っているときも、音程が外れれば気がつきます。ほとんどの場合がこのタイプです。

二つ目は、聴覚機能は損なわれていないのですが、自分が歌っているとき、音が外れていることに気づかない、「聴音（音を聴く）音痴」または「感覚性音痴」と呼ばれるものです。絶対音感（楽器などを使わずに音高を識別できる能力。さらに指定された音を他の音と比較せずに発声する能力を含めることもある）をもつ人でも、音痴の人はいます。逆に音高の違う二種類の「アー」という声を聴いたときに、どちらの声が高いかわからない人でも、歌うときちんと音程をとれる人もいます。

さて、本題の「音痴はなおりますか」という質問ですが、発声研究家・声楽家でもある三重大学教育学部教授の弓場徹氏は「音痴は確実な治療法のない未解決の領域でした。ですが、合理的なトレーニングをすれば、生まれつき強度の難聴や事故などで聴覚の機能が損なわれていない限り、ほとんどなおります。音痴のケースは歌うときに働く筋肉のなかでも主役になる筋肉である輪状甲状筋《りんじょうこうじょうきん》（前筋）が正しくコントロールされていない場合がほとんどだからです」と述べています。つまり、音痴と自覚している人の大部分があてはまる、「運動性音痴」はほとんどのケースにおいてなおるということです。一方、聴覚が原因の音痴の場合は、なおすのが困難です。私たちは声を出すとき、自分の声を自分でモニターして思い通りの声になっているかどうかをフィードバックしています。このフィードバックの機能がうまく働かないと、正しい音程をとることができないからです。

音痴をなおすためにさまざまな方法が考案されていますが、ここでは、音程をつくる内喉頭筋を合理的にトレーニングする、「ＹＵＢＡメソッド」（**図**参照）を紹介します。弓場教授が米国コ

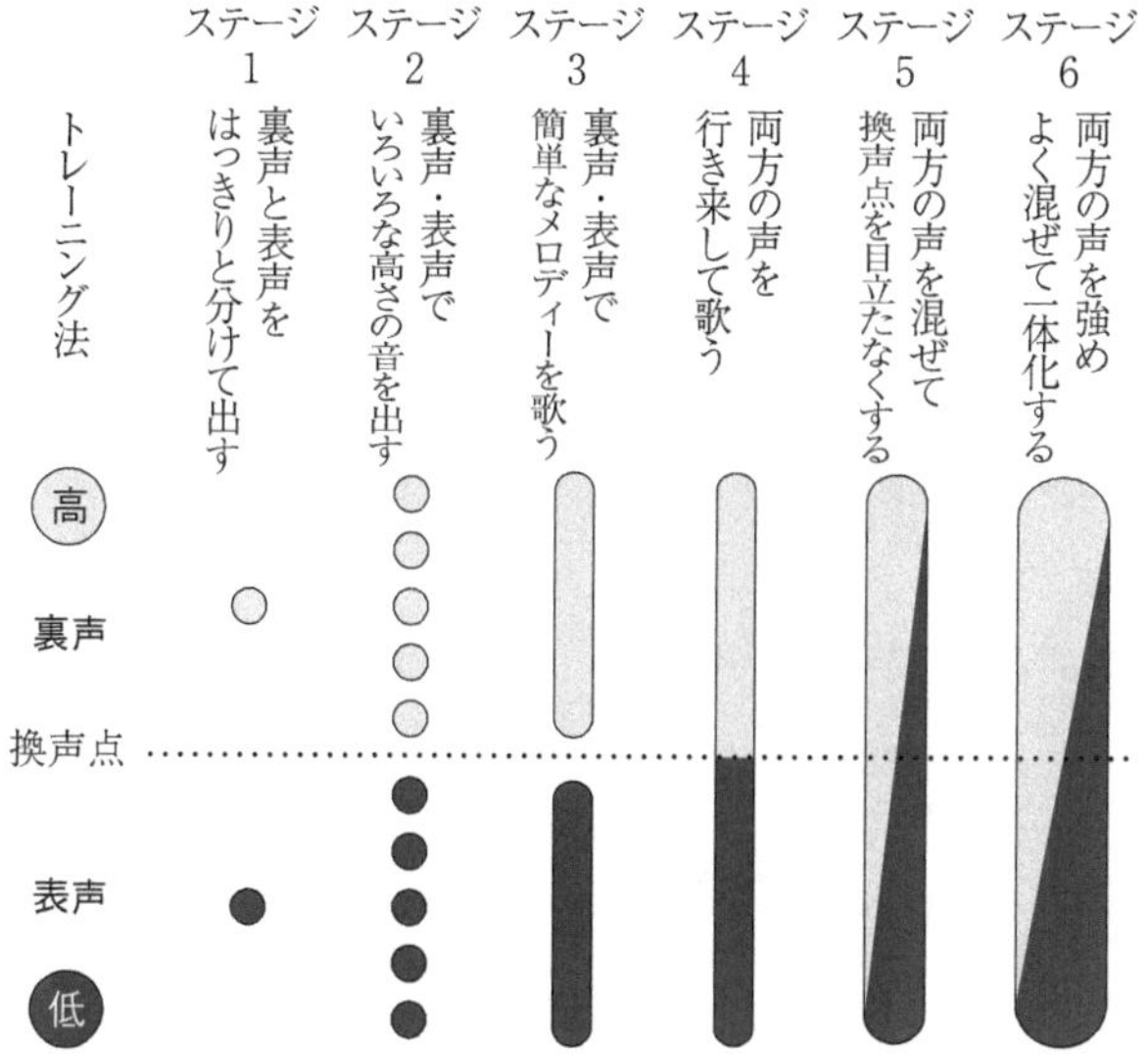
ステージ1
ステージ2
ステージ3
ステージ4
ステージ5
ステージ6
トレーニング法
裏声と表声をはっきりと分けて出す
裏声・表声でいろいろな高さの音を出す
裏声・表声で簡単なメロディーを歌う
両方の声を行き来して歌う
両方の声を混ぜて換声点を目立たなくする
両方の声を強めよく混ぜて一体化する
高
裏声
換声点
表声
低

図　ＹＵＢＡメソッド
（『ＣＤ付　声美人・歌上手になる奇跡のボイストレーニングＢＯＯＫ　効果てきめん　世界が認めた「ＹＵＢＡメソッド」』主婦の友社刊より）

ロンビア大学のコーネリウス・Ｌ・リード客員教授との共同研究（一八世紀のイタリアベルカントの二声区に基づく発声技法）を経て、独自に開発した方法です。弓場教授自身が大学入学直後、地声で高音を出す練習をつづけた結果、音声障害（声帯結節）になった苦い経験が開発の動機であったといいます。

機能解剖学的にみると、裏声発声（質問29・30参照）をつくるときに働く輪状甲状筋は、歌うときに働く筋肉のなかでも大きな役割を担っている筋肉で、弓場教授はこれを〝歌う筋肉〟

と名づけました。この筋肉が働き、音源となっている声帯が適度に伸びていると、発声の微妙な調整が可能になります。裏声発声は単に裏声を出すためだけでなく、普通に歌をうたうときにも非常に重要なのです。裏声と表声（地声）を意識してはっきりと分けて出す練習から入り、最終的には、両方の声をバランスよく強化・融合し、高音から低音までを安定して発声できるようにしていきます。裏声に表声の要素が加わるように訓練していくと、〝歌う筋肉〟を中心に内喉頭筋全体が鍛えられて調整された張りのある表声のように聴こえる高音になり、ミックスボイスと呼ばれる、裏声と表声両方の発声がコントロールされて二つの声が混ざった音色が出せるようになります。こうして、歌詞の内容やメロディーに合わせて繊細な表現から大胆な表現までが可能になり、音痴がなおるだけでなく、高度な歌唱能力の獲得にもつながるのです。

弓場教授は、「YUBAメソッド」は、音程をつくる主働筋である〝歌う筋肉〟を正しく使って鍛える方法なので、音痴矯正《きょうせい》にも有効であるという仮説を立てて実験し、ほとんどの人がほぼ正確なリズムや音程で歌えるようになったという結果を得ています。二〇〇四年時点ですでに一〇〇〇例を超える成功例が報告されています。

私たちは話すときには、自分がもつ音域全体の四分の一程度しか使っていないそうです。歌っているときに使う筋肉と話すときに使う筋肉は共通しているので、〝歌う筋肉〟を鍛えることで、話し声の訓練にもなるというのがこのメソッドの考え方です。

ところで、じつは音痴ではないのに、本人が音痴だとかたくなに思い込んでいるケースもあります。たとえば、声変わりのとき男子が音程がとりづらくなるのは生理的に仕方がないのに、その時期にからかわれたりしたことで、劣等感を抱いたままになってしまった場合です。一度、恥ずかしさを捨てて歌ってみることが大切です。

なお、老化現象により、声帯や周辺の筋肉が衰え、肺から吐き出す空気の量も減り、耳の機能も衰えれば、音程もふらつきます。第一線で活躍しつづけた歌手が、晩年に音程があやしくなったりするケースがありますが、それは下手になったというより、体全体の機能的な衰えによる場合が多いのです。足腰の衰えを防ぐために歩くことを心がけるのと同様に、歌の基本である音程を保つためにも、合理的かつ実践的な正しい発声を身に付けることが大切です。本章で紹介したさまざまな方法も試してみてください。

column

声の好みも時代とともに変わる

邦楽（文明開化とともに明治時代に輸入された西洋音楽に対して、それ以前から日本にある音楽に名づけられた）は、平安時代にもたらされた声明《しょうみょう》（仏典に節を付けて唱えるもので、儀礼に用いる宗教音楽）を源流に、義太夫《ぎだゆう》や長唄など各種誕生していますが、九割が声の音楽といわれています。

日本の近世音楽に造詣《ぞうけい》が深く、文化庁芸術祭音楽部門の審査委員長や人間国宝を選出する専門委員も務めた元国立音楽大学教授の竹内道敬氏が、日本音楽史でもほとんど取り上げられなかった「日本人の声の高さ」について研究しています。それによるとたとえば、『平家琵琶《びわ》』（「祇園精舎の鐘の声」で始まる『平家物語』の詞章《ししょう》を、声明の旋律を取り込んだ琵琶の伴奏で弾き語りする語り物の音楽）などで知られる低い声が、各種の邦楽本来の高さであったと考えられるということです。

邦楽で高い声のことを甲乙の「甲」とあらわしますが、「甲高《かんだか》い声」という表現があるように、かつて日本人のあいだでは高い声は好まれていなかったようです。それに対して低い声は「乙《おつ》」と表現され、ほめ言葉でもありました。「現代人が聞くと低い声と感じる声が、邦楽本来の高さの声であり、乙な声つまり魅力のある声とされていたのです。しかし、時代の流れとともに邦楽の声の高さの好みも変化したようです。高い声にしだいに耳が慣れてきたためか、特にこの五、六十年で、以前よりは高い声が好まれるようになりました」（竹内道敬氏）。

「舞台役者の声は強弱ではなく高低」（強弱だと「弱」の部分が聞こえない）といわれます。たとえば歌舞伎のせりふは低音から高音まで五線譜であらわせる大きな抑揚をつけて話すのが特徴ですが、昔の女形《おんながた》の声は、男性本来の低く野太い声のままでありながら、あたかも女性の声のように響いていたといいます。今の女形は、以前よりももっと高く細い裏声を使っているようだと考えている専門家もいます。これも時代とともに好みの声が変わってきている証拠でしょう。

邦楽の分野だけでなく、男性が歌うポップス曲でも、高い声が好まれる傾向があります。

「また時代の流れをキーワードに声に関心を寄せてみると、最近はママさんコーラスが盛んですが、明治以前は一斉に歌い出す合唱という文化は日本にはありませんでした。民謡にも音頭取りが存在します。『ハモるのも気持ちがいい』というコーラスは、文明開化とともに入ってきた西洋音楽の教育が一〇〇年を経て定着したと捉えることもできます」（竹内道敬氏）

質問 43

カラオケでエコーをかけながら歌うと、うまく歌えている気がするのはなぜですか

そもそもカラオケのエコーって何でしょうか。エコー（echo）の意味は「こだま」「やまびこ」です。学問的には、出した音が何かに反射して戻ってくるとき、原音と反射音が分かれて聞こえる場合は「エコー」です。それに対し、分離して聞こえないで、尾を引くようなときが残響です。外壁があるのが条件になります。一例を挙げるなら、石造りの建築物の中で演奏をやめてもしばらく響いている現象が残響です。カラオケでいうエコーは、厳密には残響です。しかし、残響特性を備えたマイクをエコーマイクと呼び、残響効果を加えることを「エコーをかける」というように、一般的には両者は区別されていません。

さて、エコーがかかる、つまり残響があるところで歌った場合は、壁などで反射した数多くの歌声が少しずつ遅れて次々と聞き手に届きます。このとき、聞き手に届くまでの時間の差が小さく二〇ミリ秒以下の場合、それぞれの音は区別されずに一体化して聞こえます。このように、残響があると、音程が重なり合って響き、しかも少しずつ数多くの歌声が消えていくかのように聞こえるのです。まるで歌い手の声そのものが豊かで長く響いているかのように感じられるため、

本人はうまく歌えている気になり、また上手に聞こえるのです（歌詞がはっきりしないくらいエコーをかけ過ぎるのは、どうかと思いますが）。

また、湯舟の中で歌うと、やはり上手になったような気がしますが、浴室の壁が固くて濡れているので、ほどよい残響効果が得られるためと考えられます。また、心身ともにリラックスして気持ちよく歌えるからかもしれません。

声は風土や文化に左右されるといいます。石造りのように反響する建物がなく、畳に障子という吸音材の住環境と湿気を多く含んだ風土で音楽を培ってきた日本人は、自分の声に自分自身でエコーをかける工夫を生んだと前出の竹内道敬氏は指摘しています。「たとえば『平家物語』を弾き語りする『平家琵琶』を聴くと、言葉を言い切ったあとに母音で節を入れながら延ばしていきます。『鐘の声、エーエーエー』という具合ですね。これは自分の声にエコーをかけているということです。エコーマイクが登場するまでの古い歌謡を思い浮かべるとわかりやすいかもしれません」。カラオケを開発したのが日本人で、カラオケ好きな日本人が多いのも、なるほど頷《うなず》ける気がします。

質問 44

カラオケでのどを傷めない上手な歌い方はありますか

「自分のキーに合わないのに、無理して原曲キーで歌わないこと。マイクの独り占めをして歌いつづけないことです」と、〝カラオケポリープ〟の名付け親でもある福田宏之教授はアドバイスしています。〝カラオケポリープ〟の症状や治療法は声の使いすぎや大声で話すことなどの理由でなりやすい声帯ポリープと同じですが、カラオケ好きならではの、こうした原因もからんでいるため、「カラオケを楽しむなら、声帯を傷めないように」という戒めを込めた造語なのです。

最近は、若い男性歌手、特にJポップの男性歌手のキーが高めになっています。愛知教育大学の村尾忠廣教授によれば、一九九〇年代に高音で歌う男性歌手が目立ち始めたころから、カラオケで原曲キーに合わせて絶叫するかのように歌う傾向がでてきたようです。きちんと発声訓練も積んでいない人がいきなり声を張り上げて原曲キーで歌いつづけるのは、体操選手のウルトラCを素人がまねてケガをするのと同じです。

歌うときのルールとして、一曲歌ったら、マイクを譲る。あるいは三曲つづけたら、トイレに行くなりしてひと呼吸して三分以上休むようにします。「歌う時間を短時間にして数人で歌い回しするならまだしも、二、三人で夜通し歌いつづけたという話もよく聞きますし、一人で没頭する〝独りカラオケ〟も少なくないようですが、連続して歌いつづけることは声帯に想像以上の負担をかけることになります」(福田宏之教授)。また福田教授は、ある有名なカラオケ道場の主人を被験者にして一〇〇曲歌い続けたら声帯はどうなるか実験を試みたことがあります。結果は、ふだんから歌い慣れているにもかかわらず、三〇曲で声帯の粘膜が充血してしまい、即、実験を中止したそうです。

声帯に負担がかかると、声帯の粘膜が充血したり腫《は》れたりします。カラオケに行った翌朝、声がかれているのはそのためです。炎症《えんしょう》が軽いうちは、無理な声の出し方を控えれば、長くても二、三日のうちには自然にいつもの声に戻ります。だからといって、その状態を繰り返してもかまわないということではありません。無理な声の出し方でカラオケをつづけていれば、声帯粘膜の炎症が慢性的になって、声がれや声のガサつきが日常的になってしまうからです。

もし、声がれが一週間近くもつづくようであれば、声帯にポリープができている可能性があります。悪い条件が重なれば(質問45参照)、ひと晩で声帯にポリープができることもあります。声帯表面の粘膜にはたくさんの毛細血管が走っていますが、ムリな発声をつづけていると、毛細血管の弱い部分が破れて内出血してしまいます。声帯ポリープとは、その状態を繰り返して内出血部分が線維化し、こぶ状に腫れ上がったものです。ポリープの大きさは直径三ミリメートルほどのものが多く、わずか直径〇・五ミリメートルぐらいの針の先ほどのポリープでも声にダメージを与えるのです。なおすには、一定期間、吸入などの治療を並行しながら、様子をみます。まずはのどを休めることが先決です。

またカラオケをやりすぎたあとの声がれだから、カラオケポリープだろうと侮《あなど》ってはいけません。声帯ポリープは喉頭がんには移行しませんが、ヘビースモーカーの場合、声がれは声帯のがんが潜んでいるサインかもしれないからです。

ところで最近では、小学校の低学年くらいの子どもも大人といっしょにカラオケを楽しむことがめずらしくありません。子どもが出せる音域はまだ狭いため、音域が広い大人の歌を声を張り上げて歌えば、声帯に負担がかかり、声のかすれや炎症の原因になるので、子どもがカラオケで歌うときには注意が必要です(童謡や小学校唱歌は、子どもの音域を考慮して作曲されています)。

質問 45

カラオケに行くと、歌わなくても声がかれるのはなぜですか

カラオケルームの環境が声帯にダメージを与えるからです。歌わなくても、カラオケが流れるなか、自分の声がかき消されないようについつい大声でしゃべりつづけていたり、タバコを吸ったり、お酒を飲んだりと、歌わなくてもカラオケルームの環境がのどに負担をかけているようです。それに、自分が吸わなくても、同席した人がタバコを吸って煙が充満していませんでしたか。エアコンで室内が乾燥していませんでしたか……。

第2章で述べたように、声帯は乾燥が大の苦手です。室内の湿度は六〇パーセントぐらいが望ましいのですが、カラオケルームはその数字に満たないところがほとんどです。換気も行き届いていないところで、タバコの煙がもうもうとしていたら……。「タバコが声帯に及ぼす害はニコチンなどの化学物質以上に、煙による乾燥です。もちろん、タバコの煙が充満している場所に長時間いれば、声帯の近くにある喉頭室から分泌される潤滑油だけでは間に合わず、声帯はすぐ乾燥してしまいます」（福田宏之教授）。

また、成人ならカラオケタイムにアルコールは付き物。各人によって適量のアルコールは、全

身の血管を拡張させ、分泌機能も活性化させます。少しアルコールが入ると、声が楽に出るような気がするのもそのためです。というものの、調子にのってお酒を飲み過ぎれば、アルコールの摂取にともなって呼気に含まれるエチルアルコールの蒸気によって、声帯の粘膜が乾燥して毛細血管を拡張・充血させ、歌いすぎのときと同じ症状になります。乾燥した環境こそが、声帯の大敵なのです。

ビールのような冷たいアルコールをガブガブ飲みながら、大声を出すのもよくありません。スポーツと同じように、発声中は発声に使う筋肉を冷やさないのが原則だからです。そのほかにも、空調の吹き出し口から出てくる風を真正面から受けながら声を出しつづけていると、炎症のもとになります。

悪い条件が重なればひと晩で声帯にポリープができることもあると述べましたが（質問44参照）、悪い条件とは、声帯にとってよくない、カラオケルームの中のこのような環境を意味します。カラオケを楽しむときはこうした点を踏まえておきましょう。

質問46

発声直前の満腹はなぜ声によくないのですか

受験勉強のとき、気が張っているはずなのに、食べすぎたあとは眠くなったり、ボーッとして集中力が低下したという経験はありませんか。一度に栄養を摂ろうと欲張って満腹になると、血液循環の機能が消化吸収を優先させるため、大脳の働きが鈍くなるからです。声を出すことに関しても、同じことがいえます。満腹状態では心身も休憩モードになり、声を出そうという気も失せてしまいます。

また、声をいい状態で出すためには、迅速に横隔膜（質問58参照）を下げて十分な空気を瞬時に取り入れる必要がありますが、食べものや飲みものがたくさん入って胃が膨れた状態だと、腹圧がかかり、胃のすぐ上にある横隔膜が押し上げられて、横隔膜の吸気運動（横隔膜を下げて、空気を取り入れる動き）が妨げられてしまいます。つまり、発声上好ましい腹式呼吸（質問58参照）がしづらくなってしまい、胸部を広げたり収縮させる胸式呼吸をせざるを得なくなってしまいます。

「胸式呼吸に偏った息の仕方だと、呼吸量も不十分になって浅い息づかいになるだけでなく、喉

頭の位置が動いて安定しないため、声の高低や強弱もコントロールしにくくなってしまいます」（米山文明博士）

食べものの消化吸収能力も個人差がありますが、歌をうたうときや講演など大勢の人の前で話をするときなどは本番一時間から三〇分前には腹八分目までの状態で食事をすませておくのが望ましいのです。満腹状態がいけないからといって、極端にお腹が空きすぎた状態だと血糖値（血液中のブドウ糖濃度）が下がって、人によってはふらついたりする場合があります。発声によってエネルギーを消耗することもまた念頭に置くべきです。

質問 47

太っているほうがいい声が出るって本当ですか

「太っているほうがいい声になるとか歌うのに有利だという科学的根拠を実例で示したデータは、少なくとも私の知る範囲ではありません。だいたい、声が脂肪に共鳴するわけではないでしょう。私自身の体験ですが、かつて一年間に、自分の身長から計算したベスト体重の七〇キロまで、運動しながら、ムリなく、一六キロ減量したことがあります。太っていた頃は歌っていても息切れすることがありましたが、それもなくなり、声のコンディションはむしろよかったですよ。それは自分の感覚だけでなく、音楽のプロの人たちに聴いてもらった感想も一致していました」とは、弓場徹教授（質問30・42参照）。

筋骨隆々のプロレスラーの声が必ずしも響きわたるわけでもありません。太っているほうが、見ためが堂々と映るメリットがあるのでしょうか。ちなみに、最近のオペラ歌手は見ための美しさも要求されてスマートな人も増えているそうです。

「本当のところはどうなのか、興味をもっている人が多いだけに、音声学の今後の課題になりそうですね」（弓場徹教授）

質問
48

海辺で発声練習をするとのどにいいのですか

海に向かって大きな声を出すことが、のどを鍛えることになると考える人もいるようですが、美しい声を身につけたいなら、避けるべきです。海辺で、のどから血が出るような（声帯に負担をかける発声法で）練習をする応援団などがあるようですが、よい発声練習と考えるのは間違いです。遠慮なく大きな声を出せる広い場所で練習したいという目的で、発声練習の場所として海辺を選ぶことがあるかもしれませんが、ひたすら大きな声を出して声帯に負担をかけるのは、どこであれ、好ましくありません。

しかし、のどにとってよい効果が期待できる海の利用法もあります。

「塩分と湿気を含む海風（海から陸のほうへ向かって昼間に吹く空気の澄んだ風）は、のどや気管支の線毛細胞の働きを活発にします。海辺を散策するだけでも、効果が望めます。海辺に住んでいない人も、できれば三、四ヵ月に一度、二、三泊する機会をつくるといいですね」とは、健康増進に役立つ情報を提供する社団法人・民間活力開発機構理事で温泉療法に詳しい植田理彦《みちひこ》医学博士。また、海水をつければ傷口が化膿しにくいように、塩分には消毒・殺菌作用もあります。

ふだんから生理的食塩水（塩化ナトリウムを〇・九重量パーセント含む食塩水）くらいの濃度で（濃すぎると、のどの粘膜はかえって荒れます）うがいをすれば、のどの洗浄になります。

海風が吹く昼間に海辺を散策すれば、即効性は期待できなくても、知らず知らずのうちにのどはいい状態になります。海辺に寄せる波しぶきに戯れたり、深呼吸すれば、より心身がリラックスできて自律神経もととのいます。風がほとんど吹かない凪《なぎ》を境に海風と陸風が入れ替わるわけですが、夜間、陸のほうから海に向かって吹く陸風はアレルギーの原因となるアレルゲンなどの不純物を多く含んでいるので好ましくありません。なお、海風に含まれる塩分は海岸から二〜五キロメートル以上離れると消失してしまいます。

海水浴は、日光浴をしながらナトリウム―塩化物泉の温泉に入っているのと同じです。また、家庭風呂より蒸気がこもる温泉浴場のほうが乾燥したのどにもいいことは周知の通りですが、ナトリウム―塩化物泉や炭酸水素塩泉の噴霧で満たしたミストサウナの状態を設けている施設で吸入すると、海風に含まれる成分を吸入するのと同じで、のどによい効果が望めます。

質問

49

声を若返らせる方法はありますか

肌や脳などのアンチエイジングと同様、声帯の老化を防いで、若々しい声を保とうとする方法があります。ここでは、振動するのに欠かせない声帯の粘弾性を保つために保湿力を上げる方法を紹介します。

声帯は、筋層（声帯筋）がほとんどを占めるボディの部分と、カバーの部分にあたる粘膜層（粘膜固有層）、さらにその上の薄い粘液層からできています（質問21参照）。粘膜層をさらに詳しくみると、ラインケ腔と呼ばれる浅層、線維たんぱくなどがからみついて声帯靱帯《じんたい》を形成している中間層、深層の三層に分けられ（質問21図参照）、最も振動するのが浅層です。浅層では、細胞外マトリックス（細胞の外に存在する、線維やたんぱく質など）によって粘弾性が生まれ、その細胞外マトリックスとして必須なのがコラーゲンやヒアルロン酸です。これらの細胞外マトリックスによって水分を保持し、粘弾性をもった声帯粘膜を形成する構造になっています。この細胞外マトリックスが加齢とともに少なくなり、それによって粘膜層の粘弾性が劣化し、ザラザラして弱々しい声になるのです。ヒアルロン酸が減ると肌が衰えるのと同じメカニズムです。

そこで、粘膜層の粘弾性を保つのに必須の成分であるヒアルロン酸を声帯内に注入するアンチエイジング法が考案されました。日本で初めて臨床応用されてから、まだ数年も経っていない新しい分野です。

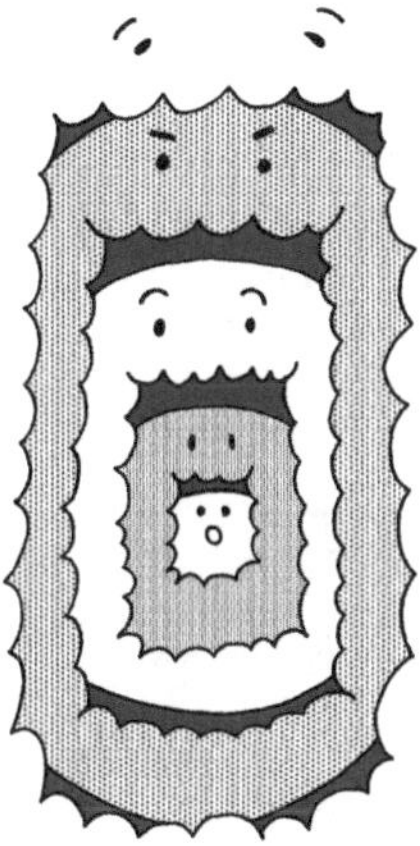

質問 50

声を出さないでいると、声帯にどう影響しますか

声帯も表面の粘膜の下は筋肉からできています。手足の筋肉も使わなければやせ細るように、声帯も使わなければ、やせて萎縮してしまいます。そうすると、声門に隙間ができ、声帯がきちんと閉じることができなくなるので、いわゆる「息もれ」したようなかすれ声になってしまいます（声帯がぴったりと閉まれば、八〇パーセントほどは音になるというデータがあります）。

声帯がやせ衰えるというと、若い世代には関係ないと思うかもしれません。が、カラオケなどでのどを酷使したり、ふだん声をあまり出さない若者が増加しており、場合によっては深刻な影響がでると懸念されています。

社会的に見れば、ケータイの普及も要因のひとつと考えられます。「たくさんのメールはやりとりしていても、生の会話はほとんどしないで一日を過ごしていませんか」と問われたら、ああ、自分もだと思い当たる若者はけっこういるのではないでしょうか。就職活動に役立ち、ひいては社会人として必要になる、声を使って直接コミュニケーションする能力を高めるための訓練の一環として、ボイストレーニングを取り入れている大学もあるくらいです。

「そういえば、あまり声を出していないな」と思い当たる段階で、まだ症状が出ていないうちは一日の歩数をチェックするように、きょうはどのくらいしゃべったかを省《かえり》みて、しっかりと声を出すようにすれば、萎縮に至らずにすみます。そのひとつとして、一日のスタートを切る「おはようございます」など、挨拶を通して声を出そうと意識するのも一案です。口先だけを動かすモソモソとした話し方ではなく、はっきりと発音することです。呼びかけるくらいの音量（がなり声はのどを傷めます）でしゃべる機会を増やすよう心がけることが必要です。なお、声も出さず運動もしなければ当然、発声に欠かせない呼吸筋も衰えてしまいます。

症状があらわれてしまったら、専門家の指導のもとでの改善が必要になります。声を出す量（時間の長さ）と出し方（方法）が非常に大切です。「ただ漠然と自己流に声を出すだけではいけません。声のつくり方（出し方）の基本を熟知している発声指導者が必要です。残念ながら、現在、日本には公式の発声指導者の養成機関も公認の検定資格（言語聴覚士の資格とは別です）もありませんが、発声に適した呼吸法（質問56参照）から、じっくりと自分の声に目を向け、改善していく方法があるので参考にしてください」（米山文明博士）。

質問 51

「仮声帯発声」と診断されました。どういう発声ですか

「のど詰め発声」または「過緊張発声」とも呼ばれ、のどに力が入っている発声のことをいいます。

ところで、仮声帯とは何でしょうか。**図1**を見てください。声帯の数ミリメートル上に、粘膜で覆われた声帯そっくりの（声帯より、やや広い）一対のひだがあります。このひだが、仮声帯と呼ばれているものです。

実は、音声に関して仮声帯の役割はよくわかっていません。仮声帯と名前が付いていますが、上皮の構造も声帯とまったく異なり、声を出すための器官ではありません。声は声帯が中央に寄って声門を閉鎖することで音源が生まれるのですが、もし声を出しているときに、仮声帯が中央に寄ってきて声帯を覆ってしまうと、狭くなった両仮声帯の間を呼気が押し分けて通るとき気流音をつくってしまいます。このような状態を仮声帯発声といいます。

声帯の動きを邪魔する仮声帯発声だと、どういう声になるのでしょうか。仮声帯は声帯より振動する部分の質量が大きく完全には閉じないので、単調な雑音成分の多い声になります。だみ声

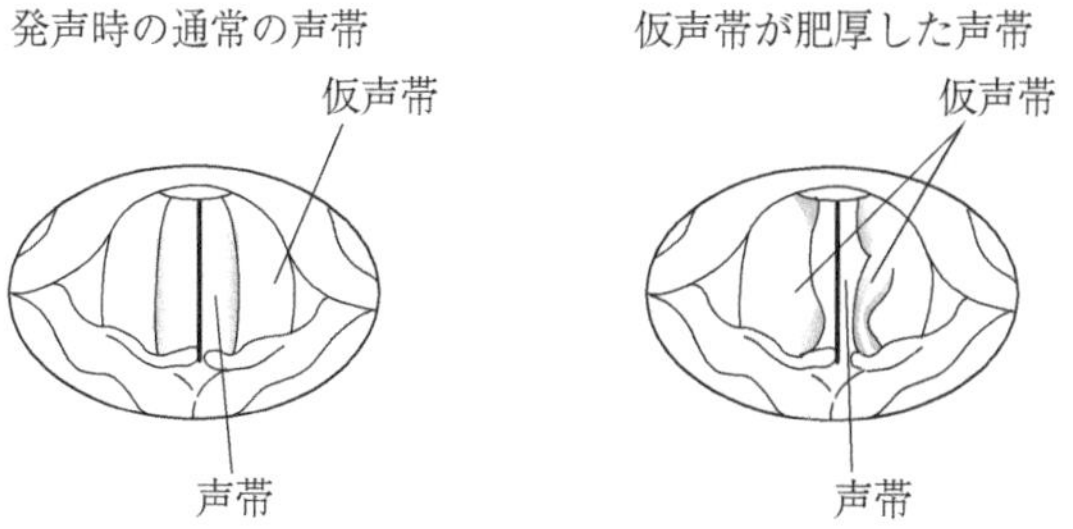

図１　通常の発声時の声帯と仮声帯発声時の様子。仮声帯発声時には、仮声帯が声帯を覆うような状態になる。

もその一例です。

「医学的にいういわゆる〝いい声〟はノイズが少なくよく響く声で、声帯に負担のかからない声のことです。地声（質問29参照）でも裏声（質問29・30参照）でも、発声のときに仮声帯が動くと声帯を傷めるので要注意です。正しい発声の指導を受けるようにしてください。そういうわけで、仮声帯は始末が悪い。発声のときは『おまえは引っ込んでいろ』という存在なんですよ」（福田宏之教授）

慢性炎症で仮声帯の粘膜が肥厚（**図2**参照）しているようであれば、炎症を抑える治療をします。それでも改善されない場合は肥厚している仮声帯を除去します。仮声帯を切除しても、声帯が正常に働いていれば、発声上の機能障害は起きません。また仮声帯にポリープなどの腫瘍ができても、よほど大きくならないと発声には支障がないため気づきません。程度がひどくなれば、その部分だけ手術して切除するケースもあります。「仮声帯発声」かどうかは、喉頭内視鏡下にス

通常の発声時の声帯

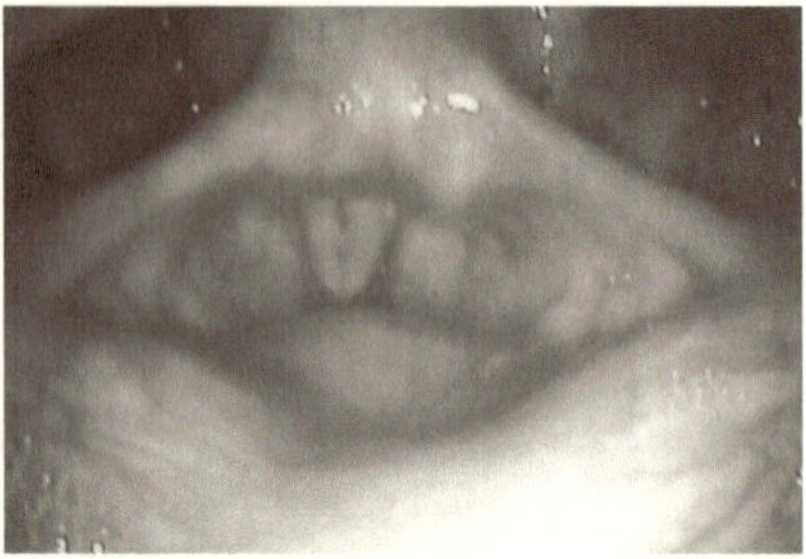

仮声帯発声時の声帯

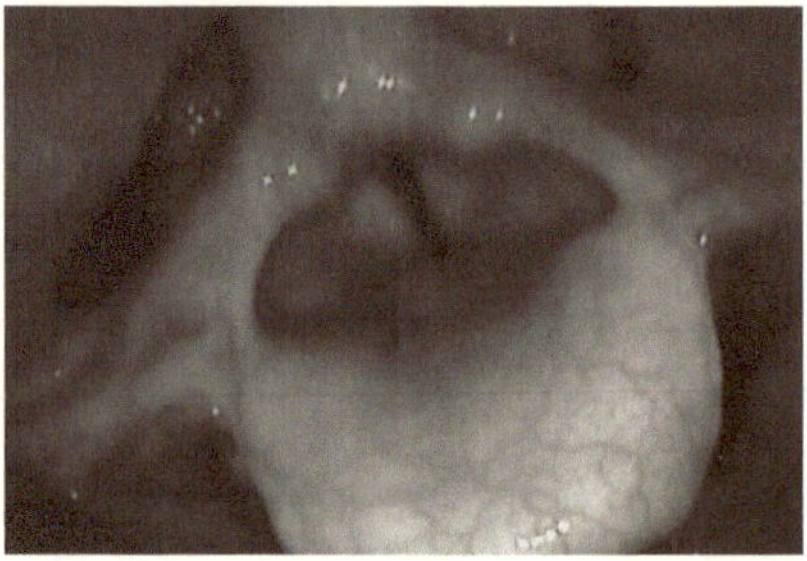

図2　通常の発声時の声帯（上）と、慢性炎症で仮声帯の粘膜が肥厚して声帯が隠れてしまっている状態（下）。

トロボスコピーを行うことで診断できます。
　余談ですが、仮声帯は何の役にも立たないのでしょうか。がんなどで声帯の片側を欠損した場合や、声帯の粘膜が瘢痕《はんこん》化（質問26参照）して粘膜波動に支障が起きた場合は、声帯の代用として使われます。皮膚に比べて仮声帯だとやわらかな振動が得られるので、「仮声帯後方移動術」という手術で仮声帯をすり寄せて、声帯らしい形状をつくります。損傷部分が少ないときだけに可能なので適応は限られているものの、現在もこの方法は使われています。

また質問3で触れたように、気管につながっている仮声帯は、嚥下《えんげ》のときには重要な役割を果していています。食べものを飲み込んだときに誤って気道にいかないように、声帯とともに二重の弁となって喉頭を閉じているのです。「もしも誤嚥《ごえん》してしまったときは声帯だけでなく、仮声帯も内転して声門から下の気道内の圧力を発声時の一〇倍にも高めて一気に開放することにより、咳反射を起こして異物を気管から上に押し出します」(苅安誠博士)。このように、嚥下に関しては仮声帯は声帯の機能を日々助けているのです。

「ちなみに、同じ哺乳動物でも、ライオンやネコには仮声帯はありません。ヒトやサルといった霊長類のみ仮声帯を備えているので、霊長類はツーレイヤー(二つの声帯)をもつ動物といわれています」(福田宏之教授)

質問 52

水を飲むと声帯も潤うのですか

　のどを乾燥させないために水を飲んでも、口から入った水は食道に入って、喉頭の中にある声帯にその水分が届くわけではないのでは、と疑問を抱くかもしれません。確かに、水分が直接、声帯に潤いを与えるわけではありません。「ただし、飲み込むことで口の中や咽頭の粘膜が潤います。さらに声帯と仮声帯の間にある喉頭室の分泌機能を二次的に刺激することになり、潤滑油が出やすくなるのです。そうすれば、声帯の粘膜波動もなめらかになり、乾燥から守ってくれるのです」（福田宏之教授）。

　声帯の粘膜を乾燥させないために大事なのは、一度にたくさん飲むのではなく、口に含む回数が多くなるように、こまめに何度も飲むことです。

　一日にどのくらい水分を摂ったらいいのでしょうか。一般に成人は一日に一・五～二リットルの水分が必要とされていますが、のどにとっては量より少量でもこまめに摂取することが大切なようです。とくに声を使う職業の人なら、一五分にひと口、そのくらい細かく摂取します。口の中を常に湿らせ、潤《うるお》った状態にすることが大切です。

また、朝起きた直後にも水を飲むのがおすすめです。朝、声の調子がいまひとつなのは、声帯の乾きがひとつの理由だからです。声帯は超高速で動く臓器なので、起きぬけではなめらかには動きません。起きてから数分話しているうちに、声帯の粘膜を潤す潤滑油の役割をする分泌液も出てきて、声帯粘膜の動きもよくなってきます。ですから、起きてすぐ、いきなり大声を出したりするのはよくありません。起きがけに一杯の水を飲んでから体を動かすのは、声帯の働きを促すことにもなるのです（なお、就寝中に優位に働く副交感神経から、起きて活動しているとき優位に働く交感神経の状態に自律神経機能が切り換わるまで、少し時間がかかることも、起きた直後には声の調子が出ないひとつの理由です）。

また、糖度の高い飲み物は、粘膜の保護・保湿作用があります。

質問
53
のどを乾燥から守るにはどうしたらいいですか

再三述べたように、のどは常に潤っていなければ、声をいい状態に保つことはできません。肌の乾燥や化粧ノリを気にするのと同じように、のども乾燥から守るよう習慣づけて日々「声のノリ」をチェックすることが大切です。ドライアイになれば目の健康を損ねるように、のどが慢性的に乾いている「ドライのど」になると、細菌やウイルスなどがからだに侵入しやすくなって感染症にもかかりやすくなります（**図**参照）。

のどを乾燥から守るケアをいくつか紹介します。

■こまめに水分を摂る

質問52で詳しく説明したように、少しずつこまめに水分を摂ることです。

■唾液腺を刺激する

唾液には、口の中に入るウイルスや細菌を抑える免疫力があります。体の深部までウイルスが侵入しないよう、入り口である口で防ぐ役割もしています。ガムを噛んだりアメをなめることは口の中にある唾液の分泌をよくし、さらに喉頭の分泌機能も刺激します。ガムやアメを口にする

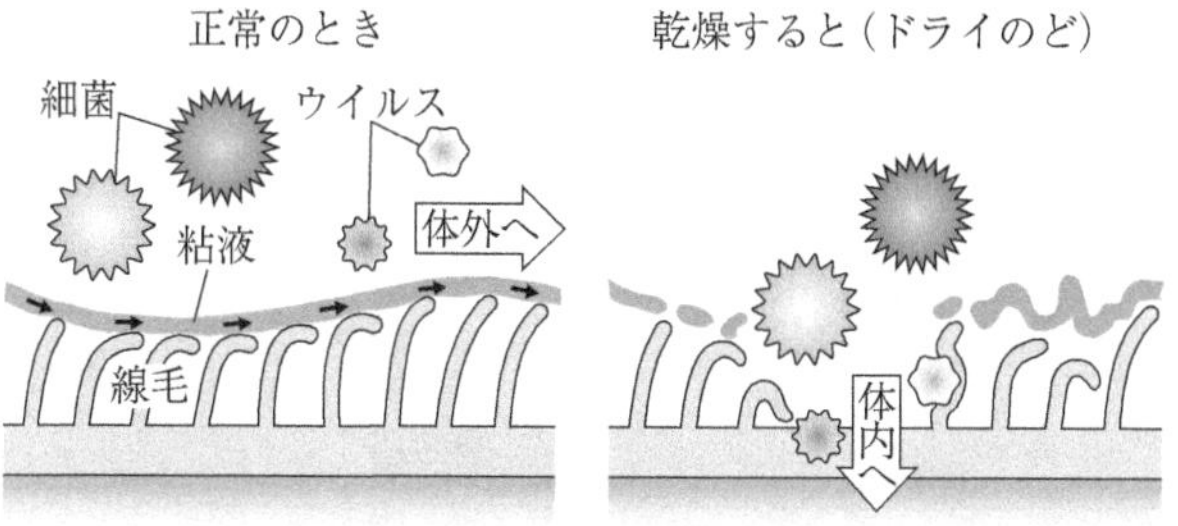

図　のどの粘膜には線毛という微細な突起が生えているため、ふだんは空気中の細菌やウイルスといった病原体が付かないように、すばやく振動している。病原体が侵入するとその上を粘液が覆い、ベルトコンベアのような動きで体外に運び去る。一方、乾燥すると（ドライのどになると）粘液が硬く固まり、線毛の動きが鈍る。そうなると、病原体は排出されにくくなり、のどから体内に侵入しやすくなる。

（資料提供／福田宏之）

ことができない場合でも、梅干しやレモンなど酸《す》っぱいものを想像するだけでも唾液が出て、のどの乾燥を減らす効果があります。なお、唾液は喫煙、唾液腺の老化、ストレスなどでも減ります。

■声を出しながらうがいをする

うがいによって水分が届くのは主に口腔内にとどまりますが、のどを刺激することで喉頭粘膜から分泌物が出て、のど全体を潤します。うがい薬を使わなくても、水で十分です。うがいには、のどを潤すとともに、ウイルスの侵入を水際で防ぐ役割もあるのです。声を出しながらうがいすると効果的です。

■鼻の通りをよくする

呼吸は基本的に、口呼吸ではなく、鼻呼吸がよいようです。鼻は「のどの付き人」といわれるように、肺に入る空気中の塵《ちり》や細菌を取り除くとともに、空気に適当な温度と湿度を与えて、のどを保護しています。乾燥した空気が鼻に入ると粘膜に触れて湿気を含むので、乾燥した空気がのどに入ることはなく、のどの潤いが保たれるのです。しかし、鼻がつまると鼻から空気が入らなくなり、浅い口呼吸だけになって、のどが乾く原因になります。鼻の中の血管は自律神経が支配しているため、温度差だけでなく、ストレスでも自律神経の影響で鼻づまりがひどくなります。湯気のような湿気のある空気を鼻に送れば、鼻の通りがよくなります。慢性的に鼻がつまっている場合には、鼻腔粘膜が腫れているなどの疾患が隠れているかもしれません。一度耳鼻咽喉科で診てもらうことをおすすめします。

■部屋を乾燥させない

空気が乾燥していれば、のども乾燥します。部屋が乾燥しているとはなかなか実感できないかもしれませんが、冬は特に乾燥しがちです。加湿器を利用するなり、濡《ぬ》れタオルを室内にかけるなりして、湿度を上げます。声を大切にしたい人にとって理想的な暖房は、蒸気（スチーム）による方法です。空調設備による冷暖房は安全ですが、部屋が乾燥する欠点があります。一般的に部屋の湿度は六〇パーセントぐらいが好ましいのですが、空調のきいたオフィスはそれより低く、湿度四〇～五〇パーセントです。

また、飛行機で移動のときは、意識して水分を補給するなど、工夫も必要です。空気が乾いて有名な冬の北関東地方のからっ風が湿度二五パーセントといわれますが、機内はもっと乾燥していて二〇パーセントほどしかないからです。

■就寝中もマスクを着用

マスクは外出時以外にも就寝中も着けていると、明け方の温度差による刺激からのどを守ります。

■蒸しタオルを活用する

蒸しタオルのようなもので鼻と口を覆えば、湿った温かい空気を気管内に送り込むことができます。蒸しタオルは、濡れたタオルを電子レンジで温めれば簡単にできます。蒸しタオルだと息苦しいのではと思うかもしれませんが、顔から少しタオルを浮かせるなど調整すれば大丈夫ですし、冷めてしまうので覆っている時間といってもわずかです。ただ、くれぐれも使用するときは居眠りなどしないように注意してください。蒸しタオルがない場合は、ハンカチやマスクで鼻や口を覆うだけでも、自分の吐いた息で湿気を補充できます。

■逆流性食道炎があれば、治療する

最近増えている逆流性食道炎（質問67参照）は食道だけでなく、のどの粘膜も傷めることがあります。「そうなると、のどの粘膜分泌が衰え、ドライのどの原因になります」（福田宏之教授）。

■タバコの煙を避ける（質問45・65参照）

■アルコールを飲んだあとは水分補給を

アルコール分解のために、体内の水分が尿として奪われます。水分の補充をしないと、のどが乾燥します。

ドライのどチェック

当てはまるものにチェック

□咳や痰が慢性的に出る
□寝起きはのどがかわいて、鼻がつまりやすい
□タバコの煙の中に始終いる
□エアコンを付けっぱなしのことが多い
□湿度対策はとくにしていない
□胸焼けをよく起こす

（資料提供／福田宏之）

当てはまる数が多いほど、ドライのどに注意。

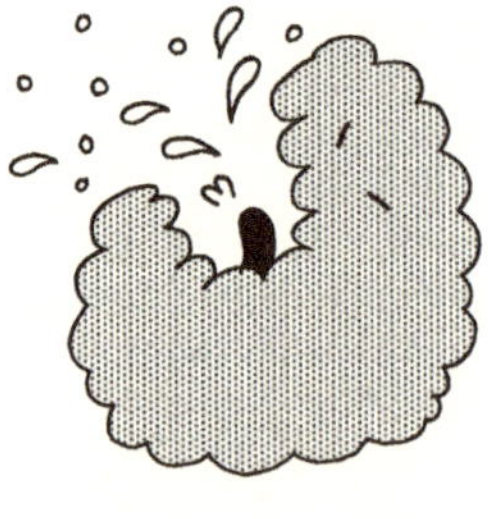

質問54

のどの周辺の筋肉が硬くなると、声も出にくくなりますか

肩こりと同様に、のど周辺の筋肉も硬くなります。筋肉と粘膜からできている声帯は、周辺の筋肉群によって動かされています。つまり、発声するときには、声帯を動かす働きをしているさまざまな筋肉が運動しているのです。そのため、スポーツをするときの筋肉と同様に、のど周辺の筋肉は硬くなると運動能力が下がり、その結果、声が思うように出なくなります。言い換えれば、のど周辺の筋肉を柔軟に保てば、のどの運動能力はアップするのです。

声帯という、いわば楽器の損傷を直すのは耳鼻咽喉科、楽器の鳴らし方を教えてくれるのは音楽の先生やボイストレーナーといえます。そして、楽器そのものを整備する立場からのど周辺の筋肉の状態を長年診ているボイスケアサロンの會田茂樹院長は、次のように述べています。

「私は柔道整復師として整骨院を開き、患者さんの筋肉の状態を診てきました。一方で大好きだったオペラをもっと上手に歌うにはどうしたらいいのか調べたら、のどの筋肉が大事だと経験的に理解できたのです。筋肉の硬さはレントゲンやファイバースコープには映らないので、声帯が収まっている甲状軟骨とともに、声帯を動かしている筋肉群の状態を皮膚の外から調べることを目

指し、医師の指導のもと、アメリカで摘出した喉頭に数多く触れ、その感触を肌で感じるトレーニングを積むことで、声帯の感触を肌で感じてきました」。のどを皮膚の上から指で丹念に触り、声帯が入っている甲状軟骨の形状と周辺の細かく複雑な筋肉を指先の触覚で判別して診断する方法を考案した會田院長は、のどの〝触診〟と名付け、日本音声言語医学会で発表報告しています。のどの触診は、風邪を引いたときなどに内科医が診察する際に、耳の下あたりのリンパ腺の状態を指で観察する様子に似ています。

たとえば、甲状軟骨を耳の下あたりの頭蓋骨から吊り下げている筋肉である、茎突咽頭筋《けいとついんとうきん》が硬くなって縮んでいると、甲状軟骨がほんの少し奥まって上がるために共鳴腔が狭くなり、また、舌の奥を押し上げるために舌の動きが悪くなることから、声が思うように出なくなります。また、声帯を伸ばして高い声を出す働きをしている輪状甲状筋（前筋）が柔軟でないと、なめらかに発声することができません。

のど周辺の筋肉が硬い人が、超音波や赤外線レーザーなどの物理療法や喉頭クリニカルマッサージ及びピンポイント・マイクロストレッチ（繊細な喉の組織を傷めないような手技の施術）などを利用したメンテナンスを受けると、声が出やすくなるということです。

「使うべき筋肉を使わず、使わなくてもいい筋肉を使って、過緊張の状態になってしまっているケースもあります。声帯結節（質問60参照）ができる人は必ずといっていいほど、のどの筋肉が硬い。たとえるなら、バットをギューッと握って打つ人なんですよ。過緊張の状態で発声する悪い癖がついている人は、力を入れなくてもよい発声時にも、ついつい力んでしまいます。長い間こういう発声法をつづけていると、発声していない状態でも筋肉を固めてしまいます」（會田茂樹院長）。病気ではありませんが、この状態を「過緊張発声」といいます。

同ボイスケアサロンで過緊張発声やのど詰め発声（質問51参照）と判断された約七〇パーセントが、この無声時過緊張の傾向にあるといいます。いま喉仏の両脇を、親指と人差し指で軽くはさんで、ゆっくり奥に押して発声してみます。なんて声が出しづらいかがわかります。まさに、過緊張発声やのど詰め発声の状態を擬似《ぎじ》体験しているのです。

質問 55

自分でもできる喉頭周辺の筋肉のメンテナンス法はありますか

のど全体を柔軟にする簡単で安全なストレッチングの一例を紹介します（図参照）。ただし、のど周辺は力を入れて触らないように注意してください。反回神経（質問60参照）を傷めたら、声帯が動かなくなり声も出なくなってしまいます。

歌が上手かどうかは、「フィジカル（のどの運度能力）とテクニック（歌の技術）とメンタル（精神や歌心）のすべてが総合的に関わって決まります」と、このストレッチングを勧めるボイスケアサロンの會田茂樹院長。また「よい声を出すコツがわかれば、高音でも『ここぞ』という時にだけ筋肉をうまく使えるようになります。のどの筋肉をメンテナンスして鍛えるということは感覚の世界なので、すぐ元に戻ってしまうこともよくありますが、何度か重ねていくうちに柔軟になってきます」とアドバイスしています。

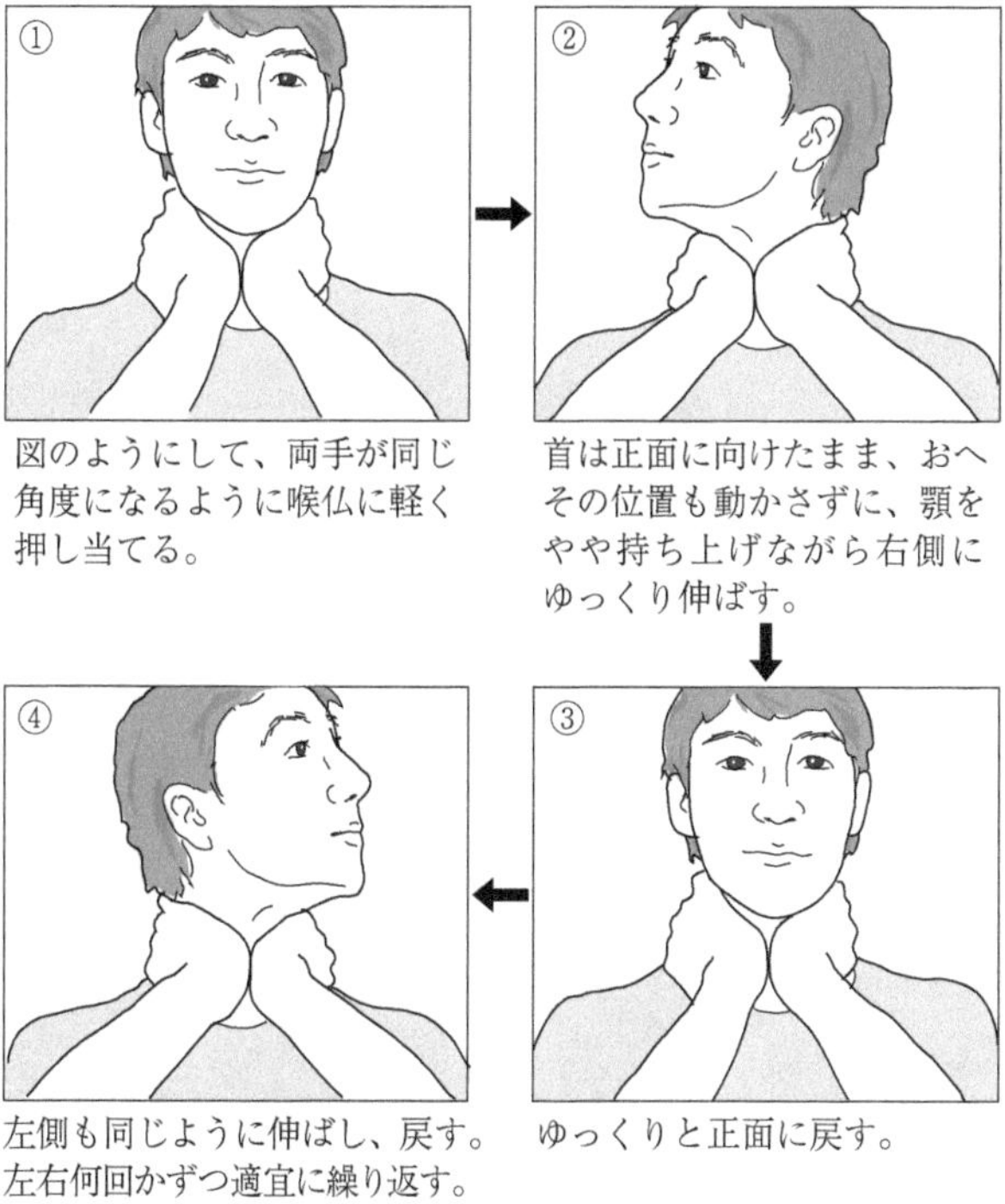
①
図のようにして、両手が同じ角度になるように喉仏に軽く押し当てる。
②
首は正面に向けたまま、おへその位置も動かさずに、顎をやや持ち上げながら右側にゆっくり伸ばす。
③
ゆっくりと正面に戻す。
④
左側も同じように伸ばし、戻す。左右何回かずつ適宜に繰り返す。

図　のど全体を柔軟にする簡単で安全なストレッチングの一例。両手が同じ角度になるように喉仏に軽く押し当てる（①）。首は正面に向けたまま、へその位置も動かさずに、顎をやや持ち上げながら右側にゆっくり伸ばす（②）。ゆっくりと正面に戻す（③）。左側も同じように伸ばし、戻す（④）。これを左右何回か繰り返す。のどの筋組織は繊細なので、グリグリと押さえながら伸ばすと外圧がかかりすぎ、傷めてしまうので注意。　（資料提供／會田茂樹）

第4章

声を育てる

質問 56

発声に適した呼吸法はありますか

自分の声をよくしたい、歌い方を見直したいと思ったとき、まずできるのが呼吸法の改善です。そもそも声を出す場合、息を吐かなければ声は出ませんから、当然といえば当然です。よく、上手に歌ったり、聞き取りやすい声を出すには腹式呼吸がいいなどということもよく聞きます。しかし、呼吸法だけを練習してみても、必ずしも声がよくなるわけではありません。

呼吸と発声研究所所長でもある米山文明博士は、ドイツで長年にわたって呼吸法の研究をしているマリア・ヘラー女史（呼吸療法士、身体・精神療法士）と共同で、呼吸だけのための呼吸法ではなく、声のための呼吸、その呼吸のための体全体の動きや姿勢を研究しています。「常に体の動きと息の流れに意識を向け、呼吸からどのようにして声に導くか」を探究し、声のための呼吸法を求め、その呼吸法から声を出すことまでを体系的に示していることが特徴です。そのメソッドをもとに、自分でできる呼吸法を紹介しましょう。

初めは、息の吸い方（吸気《きゅうき》）、息の吐き方（呼気《こき》）に意識を集中させながら、体を動かします。たとえば、直立している姿勢から前屈しながら息を入れ（吸気）、体を起こして元の姿勢に戻りながら息を吐きます（呼気）（図1参照）。また、おろしていた片腕を横から頭上にゆっくり持ち上げながら吸気、ゆっくり下ろして元の位置に戻しながら息を吐きます（呼気）。このように、体の動きとそのときの息の流れに意識を集中します。

体の動きと息の流れが身についたら、息を吐いている途中で声を出します。吐く息の流れに声を自然にのせる感覚です。口の形や発音は気にせず体の動きと息の流れを意識しながら、息を吐くときに自由に声を出せばよいのです。たとえば、「アー」「ウー」や、「モー」（「Mo」のMは日本語の「エム」ではなく、口の中にスペースをつくって唇を軽く閉じる「ムー」に近い声）などです。

このように、呼吸に意識を向けながら、全身の関節、筋肉、靭帯などあらゆる部分を動かして声をのせる練習をしていくと、体全体のいろいろな部分に声が響いていることが実感できるようになります。発声しているときには、頭部の喉頭腔や咽頭腔が共鳴しているだけではなく、骨や関節、筋肉を介して、頭蓋骨や首、胴体、腰、手足など体全体の体壁が振動して声が響いているからです。まさに、「体は楽器」という言葉が実感できるはずです。どういう体の動きをしたとき、どのような呼吸ができると、よく響く声が出るのか、感じることができるようになるのです。

息を入れるときは、意識して吸おうとしなくても、体壁を広げるようにすれば息は自然に流れ込みます。この感覚をつかむことが大切です。次のような体の動きを試してみてください。

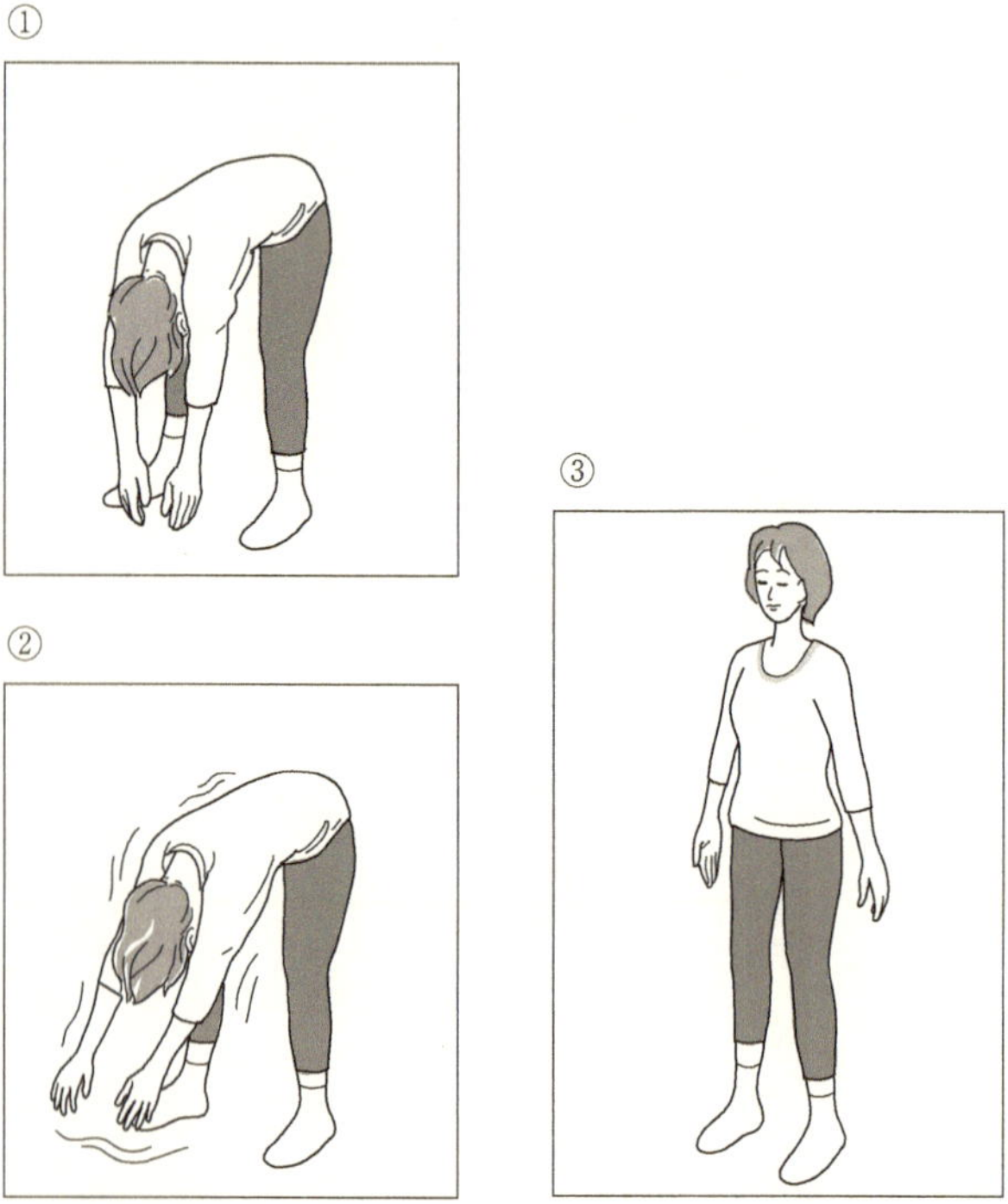

図1　①足を腰幅に開き、ひざをゆるめて、頭から頸椎、胸椎、腰椎の順に、頭の重さを重力にまかせる感じで前に倒す。この動きのとき、吸気にすると、仙腸関節などがわずかながら開き、背面が広がるので、背面にも十分に息を取り込むことができる。
②力を抜き、自然の呼吸で、上半身を前後左右にブラブラさせてみる。
③骨盤を基点に、今度は腰椎、胸椎、頸椎の順に元の位置に積み上げるように戻す（頭を頸椎の上にのせるところまでていねいに）。

（『声の呼吸法』平凡社より）

①両足を肩幅に開いて立ち、上半身の力を抜いてひざや足首の関節を少しゆるめます。
②ふだんしているときの呼吸を数回繰り返した後、吸気のあとの呼気を声（高さも強さも出しやすい好きな母音で自由に）にしながら吐いていきます。
③声をできるだけ長い時間かけて出し、最後まで出し切った瞬間に両腕内側の脇の下をわずかに開き、体壁全体を一瞬ゆるめます。
体壁の緊張がゆるんだ瞬間に吸おうとしなくても、自然に息が入ってきます。

私たちはふだん背中側にあまり意識を向けることはありませんが、声をコントロールするときも脊柱の使い方やイメージが大きく影響します。先に紹介した直立した姿勢から前屈して息を取り入れるときも、背中を左右にグーッと広げるようにします。そのことを「背面を広げるように」とも表現します。

よい声を出すための呼吸ができる体の準備をするためのエクササイズを三例（Ⅰ～Ⅲ）紹介します。

Ⅰ「伸び」をしてリラックス状態を身につける

スポーツ選手のしなやかでかつ瞬発力のある動きは、行動を起こす直前の状態がリラックスし

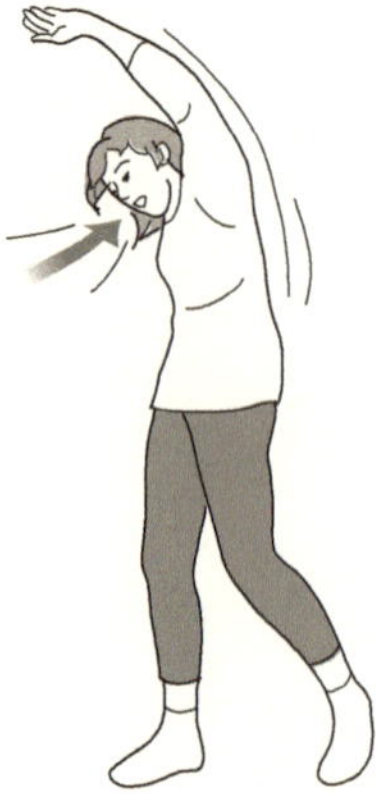

図2　リラックス法の簡単なエクササイズ。伸びをしてリラックス状態を身につける。手足、頭、胸、腰など各部分を好きな方向に気持ちよく伸ばしてみる。気持ちよく思い切り伸びをすると息が自然に入ってきて、腕をもどすと息は出ていく。　（『声の呼吸法』平凡社より）

ているからこそ可能であるといいます。このことは、発声にも共通しています。米山文明博士はこの点を踏まえ、発声するうえでの「間《ま》」に着目しています。発声するときにはまず空気を吸って、次の瞬間、反射的に空気を吐くことで、声が出ます。実はこの吸気と呼気のあいだに「間」ができ、声を出し切った次の吸気とのあいだにも、「間」ができます。この一瞬の「間」をスムースにつなげるためにはリラックスしていることが必要です。もちろんこのとき、呼吸や声のことはできるだけ意識しないことが大切です。

　リラックス状態を身につける方法を紹介します。立っていても座っていてもいいので、好きな姿勢で、手足、頭、胸、腰など全身の各部分を好きな方向に伸ばします（図２参照）。犬や猫がゆっくり伸びをするときのようなイメージです。全身の関節を十分に広げ、伸ばすことで骨格筋を目覚めさせ、リラックスさせるのが目的です。筋肉が緊張すると、骨と関節の動きが制限され、体が振動しにくくなります。声の響きは、骨の振動から始まって体壁、体の外の空気の振動へと伝わるので、骨の振動を妨《さまた》げないように、筋肉の緊張を取り除くのです。

そのとき、空気を入れながら伸びる方向に身をゆだねると、余分な力が入らずリラックスできて、自ずと気分がよくなります。体の動きに合わせるだけで、空気は自然に体内に流れ込みます。

次に、体を伸ばした状態から今度はゆっくりと体を元に戻しながら息を吐きます。このとき、空気を出しながら、息の上にたとえば「ホー」という音を軽くのせてみます（発音しようと意識しないこと）。こうした動きをしている途中で、自然に「アーアー」といった声をともなってあくびが出るのがベストです。

最後に、もう一度伸びをしたあとに、伸びをする前と後では体が何か変わっているか、たとえば体がゆるんだか、体が軽くなったか、手足や首が動きやすくなったかなどを意識してみます。こうした動きを繰り返していくうちに、発声をする直前や声を出している最中にもリラックス状態が自然にできるようになり、リラックスした声が出せるようになります。

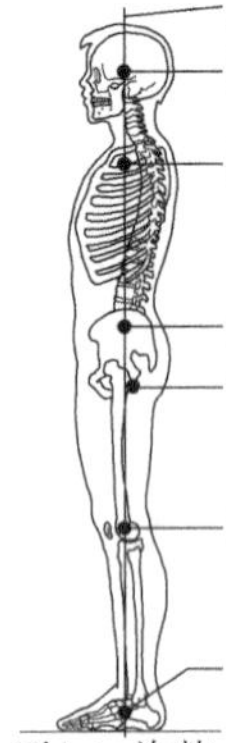

図3　体の各部を結ぶ線が地面と垂直線上に並ぶ姿勢が最も安定する。
（『声の呼吸法』平凡社より）

Ⅱ足の裏でしっかり立つ感覚を養う

次に力強い声を出す方法を紹介しましょう。声を出すには息を肺から声帯を通して上へ押し上げる力が必要です。そのために、下半身を使います。体の重心線（**図3**参照）に沿って足の裏に体重をのせます。足首、ひざ、骨盤、脊椎に沿って呼気を上方に押し上げるとき重要になるのが足の裏の床面の捉え方で、発声の基盤になります。

床面と足との接触面である足の裏の感覚を研ぎ澄ますことで吐いた息が声となり、その声を遠くに飛ばすために必要な体全体の感覚を養うことができます。

立った姿勢で、親指の大きな骨も含めた足指の付け根全体でジワーッと床面を押さえて圧を加えます。さらに足首、ひざ、骨盤などの関節をやわらかく使って体の中の空気を押し上げ、息を吐き

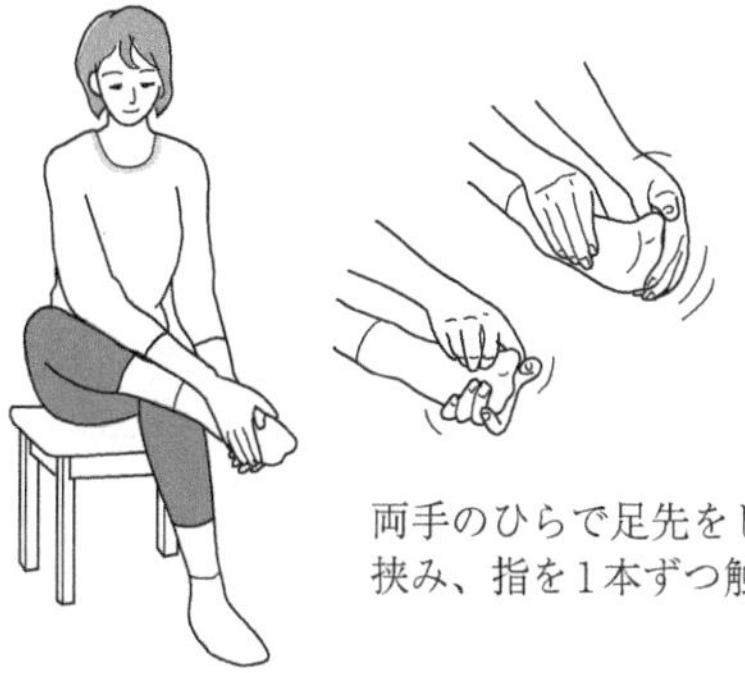
両手のひらで足先をしっかり
挟み、指を1本ずつ触る

図4　椅子に座った姿勢で、ふつうに呼吸したまま、両手のひらで足先をしっかり挟んで指を1本ずつ触ってほぐす。
（『声の呼吸法』平凡社より）

出すときの感覚を味わいます。そのためには、クッションとバネの役割をする足首やひざの関節はピンと張らずに常に少しゆるめた状態を保ち、そこからさらに足首やひざをやわらかく曲げながら空気を吸い、足首やひざを伸ばしながら息を吐きます。

また床や椅子に座り、ふつうに呼吸したまま、足の甲と裏を両手で包み込むようにして挟んで圧を加えたりゆるめたりします（**図4**参照）。両方の手のひらと足とが接触した感覚をじっくりと味わうのです。両足でバランスよく立つときに地面をしっかりつかむ感覚を養うために、足の各指、とくに親指の付け根を両手の親指の腹を使って触ります。片足が終わったら、しばらく目を閉じてトレーニング前後の左右差など感覚の違いを確かめてから、反対の足も同様にします。

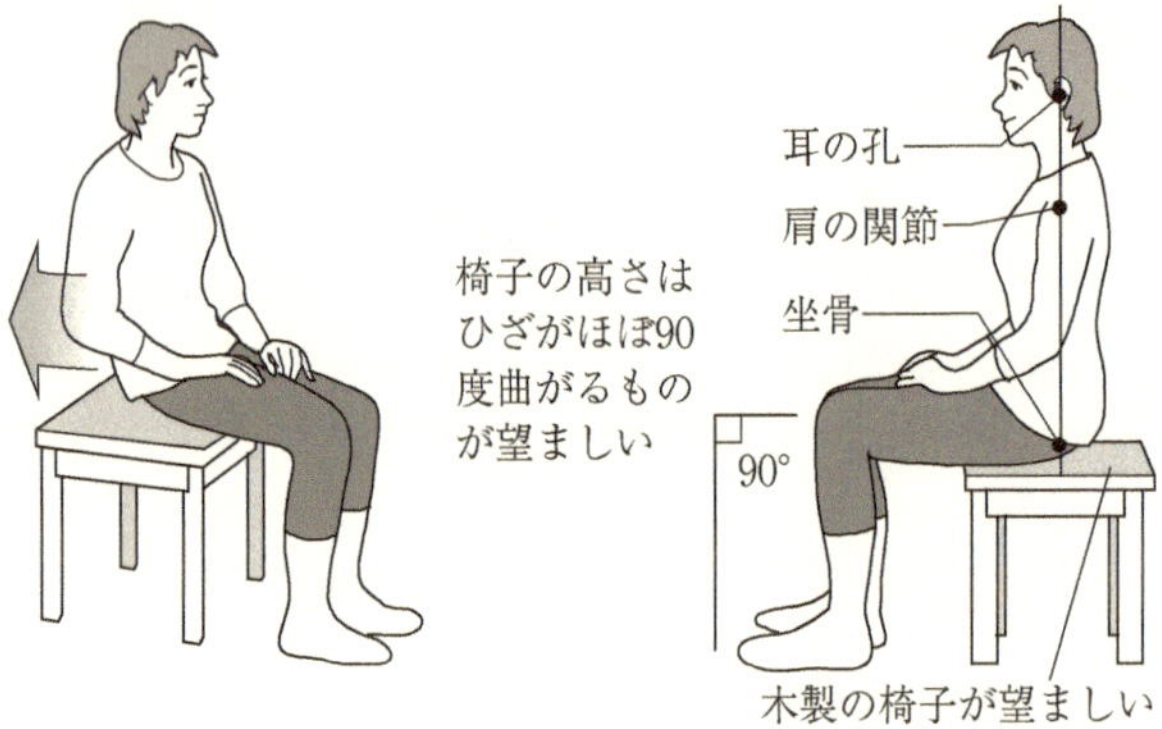
椅子の高さは
ひざがほぼ90
度曲がるもの
が望ましい
耳の孔
肩の関節
坐骨
90°
木製の椅子が望ましい

図5　立位のときに両足の裏で受けていた体重は、座位のときは両側の坐骨で支えることになる。肩の力を抜き、両足裏と地面が密着しているのを感じながら、両側の坐骨の上に脊柱を立てて上半身の体重をあずけるように座る（頭のてっぺんが天井から吊り上げられている感覚で座る）。骨盤を回転させる（左）。

Ⅲ骨盤を回転させる

骨盤底まで深く息を導きやすくするには、骨盤の回転運動を試してみます。たとえば、**図5**右の正しく座った姿勢から骨盤を少し後ろに回転させます（**図5**左参照）。「骨盤の回転」とは腰をねじるという意味ではなく、正しい座位でほぼ垂直に脊柱を立てて、上半身の体重の重心を坐骨にかけていた状態から、坐骨上で上体の重心を後ろに移すような動作です（背中を丸めて、いわゆる悪い姿勢といわれる猫背のようにする）。

その姿勢で上半身の力を抜くと骨盤の水平位は後方部分が少し後ろに傾き、前方部分は上方に上がる形になります。これを、骨盤を坐骨部分で前後に回転する、

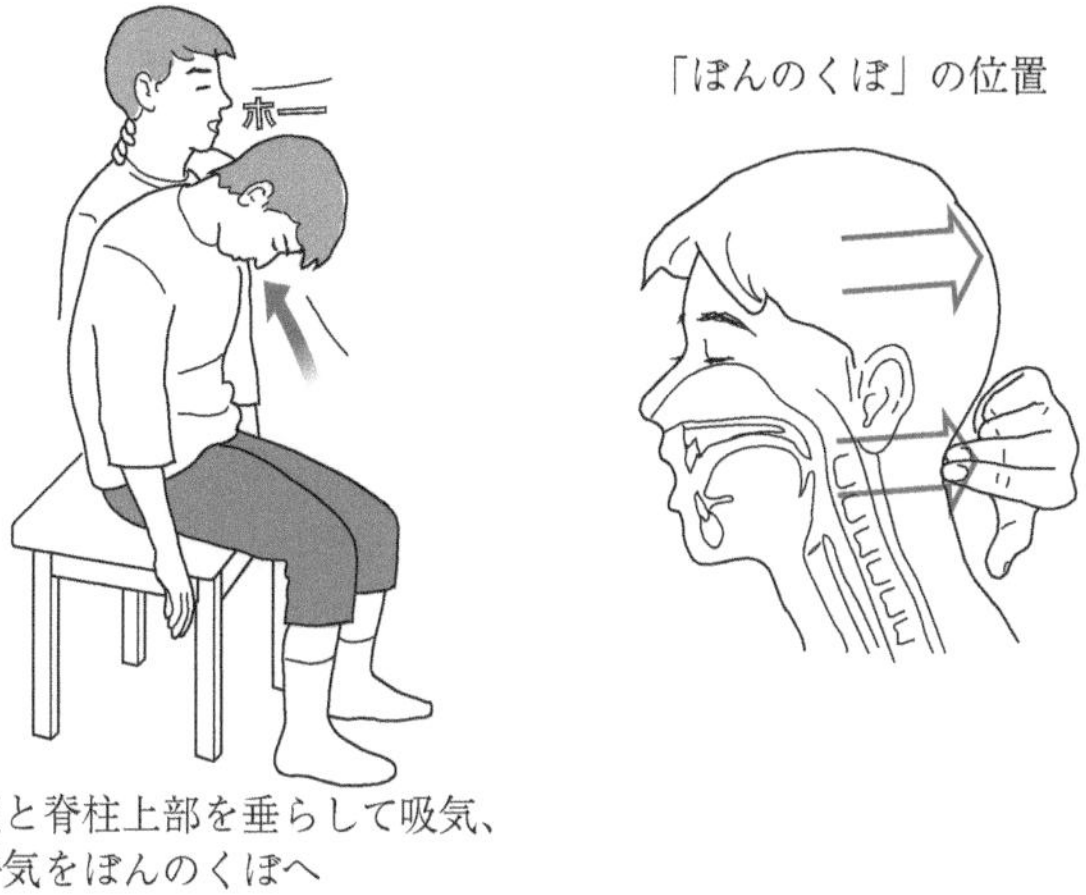
ホー
「ぼんのくぼ」の位置
頭と脊柱上部を垂らして吸気、
呼気をぼんのくぼへ

図6　頭を起こすときの呼気を「ぼんのくぼ」に手のひらを当て、そこに向かって「ホー」と声をのせてみる。後頭部が共鳴しやすくなる。

と表現します。

Ⅳ後頭部を共鳴しやすくする

頭蓋骨内にもたくさん空間があって、共鳴腔として重要です。のどを詰めて無理に前に押しつけるような発声をしなくてもよいように、後頭部の共鳴・振動を導くための例を紹介します。

座位の姿勢（**図6**左参照）になります。頭と脊柱の上部を前に垂らし、両腕も脱力させると自然に息が入ってくる状態になります。頭を起こすとき、呼気を「ぼんのくぼ」（**図6**右参照。後頭骨と頸椎との境目にあたり、頭の重さを支えている第一頸椎。頭蓋骨の中に入り込んでいるので、指では直接触れられない）に向かって引き込むようにします。何度かやってリズムがつかめたら、呼気に「ホー」と声をのせます。頭を起こしていくとき、頭は固定されているものではないことを意識します。そうすると、喉頭が柔軟になり、後頭部で共鳴しやすくなります。声を出すとき、ぼんのくぼあたりに手のひらを当て、そこに向かって声を響かせるとわかりやすいかもしれません。

質問 57

声をよくする姿勢ってありますか

姿勢は発声に大事な要素です。ただし、直立不動の姿勢が発声にとって「いい姿勢」というわけではありません。立ったとき、足首、ひざ、股関節を柔軟に使い、両足に平均して体重がのったとき（腰が入ったとき）、上半身と下半身とのバランスが最も安定します。この状態が発声にとってもっとも正しい姿勢です（質問56図3参照）。現代人は体の重心が後ろに移動している傾向があるといわれています。

重いものを持ち上げようとして腰で踏ん張った状態、野球の打者がフォームを決めてバットを構えた瞬間、ゴルフのフォームを決めてスイングをする直前、餅つきの杵《きね》を振り下ろす瞬間などを思い浮かべてください。これらの場面が、腰が入っている状態です。この姿勢が保たれることで、次の動作に一気に大きな力を込めることができるのです。発声も同じです。声を出す直前には腰を入れて、吐く息に大きな力を込めることが大事なのです。

「発声でもスポーツでも『腰を入れる』フォームが基本で、このフォームがととのったとき、精神もいっしょにととのっているに違いないのです」（米山文明博士）

質問

58

発声にはなぜ腹式呼吸のほうがよいのですか

発声に適した呼吸は、一般には、腹式呼吸（お腹を引っ込めたり膨らませたり）がよいと教えられます。確かに、発声には胸郭で操作する胸式呼吸より横隔膜呼吸とも呼ばれる腹式呼吸のほうが有効なのです。

呼吸によるガス交換の量は腹式呼吸のほうが胸式呼吸よりはるかに多く、効率がいいからです。また、吸った息を長く保たせるのにも、上半身に力が入る胸式より腹式のほうが横隔膜周辺の筋肉群（腹筋、背筋、骨盤筋など）を調節しやすく、吸気のときはより速く、呼気のときはゆっくりした動きができるなどのメリットがあります（**図**参照）。

発声直前、「え〜と、腹式呼吸だから、お腹を膨らませながら息を吸う」と意識することなく、体の前面、背面、側面といった体全体を意識して広げたりゆるめたりすることで、自然に空気が流れ込むことを体で覚えるようにします。「大きく吸う」つもりで、大きな口を開けて、お腹とのどのあたりだけに力を入れて息を吸うのは、かえって呼吸のバランスを崩す無駄な動作です。骨盤やその周りの諸関節を広げて、東洋医学で「丹田」という骨盤底まで息を深く迎え入れるイ

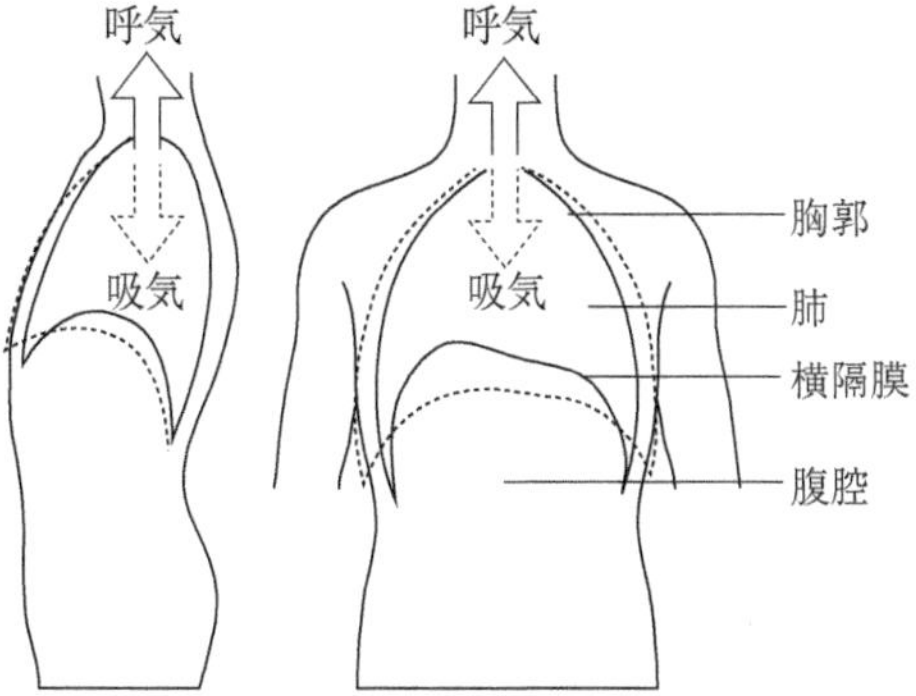

図　肺を取り囲む壁は胸郭と、底面は横隔膜（筋肉と腱でつくられた薄い膜）で区切られている。吸気のとき、横隔膜は押し下げられる。横隔膜はあくまで吸気に使われる専用筋だが、呼気（発声）を時間的に延ばすためには発声の過程で寄与している（呼気の進行にブレーキをかけるという意味で）。

メージが大切です。吸気のときはその場面によって、鼻からだけでなく口からも瞬時に息を取り込みますが、鼻からの場合、花の香りを嗅ぐときのようにするとコツがつかめます。

質問 59

よく通る声を出すにはどうしたらいいのですか

声は口から発せられる空気の振動です。このとき、口から発せられた空気の振動だけでなく、話し手（歌い手）の体全体の体壁振動によって空気の振動が起こり、その空気の振動が私たちに届くことでよく通る声として感じるのです。

たとえば、狂言師の野村萬斎さんが舞台で演じるときの声を音カメラ（後出のコラム参照）で観察した実験があります（NHK番組『ザ☆スター』二〇一〇年放映）。このとき番組制作に関わった米山文明博士によれば、野村さんが発したセリフは、「この辺りの者でござる」（「私はあなたの仲間ですよ」という意味の語りかけ）というごく短いフレーズでしたが、頭部だけでなく背中、さらに足首や足の裏まで体全体が振動していて、その振動が遠くまで伝わっていることが画像に示されたのです。

狂言で野村さんの声がよく通るのは、頭から足先までの骨や筋肉の振動をうまく使って生み出した、体全体で引き起こされた空気の振動を、私たちが受け取っているからなのです。

「野村さんは、背中に反響板をもっているような意識で、そこに声を当てて出しているのでしょう。つまり、足首やひざもやわらかく体全体で音（声）を周囲に伝えているのです。声のプロといわれる人たちでも、ここまでのレベルに達するのは大変なことです」（米山文明博士）

よく通る声を目指す初めの一歩として、先に紹介した「足の裏でしっかり立つ感覚を養う」エクササイズ（質問56参照）を試してみてはどうでしょう。

column

音カメラ実験

音カメラとは、音の伝わる方向と音の高低、強弱を映像化できる特殊カメラです。もとは、土木工事の現場で騒音の苦情を訴える住民に応えて、騒音の調査をするために熊谷組技術研究所などが開発したものです。音カメラで撮影した画像では、音は円で表示されます。円の大きさが音の強弱、円の色（三種類）が音の高低を示します。表示された円の大きさや向きを見れば、音の高さや音の強さ、音が飛んでいく方向、音の広がり方がわかるのです。この原理を使い、NHKでは、人間の耳ではキャッチできない一〇〜二〇ヘルツの超低周波音を捉え、「ゾウの仲間同士の会話」を観察する実験を放映したことがありました。米山文明博士は、この原理を人の声の伝達に転用できると考えています。

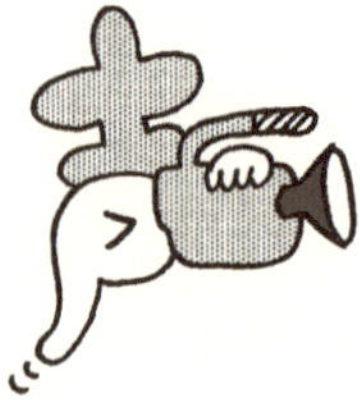

第5章

声のトラブルと病気

質問 60

声のトラブルが起きるのはどんな病気ですか

「声がかれる」「声が出にくい」「声が低くなる」など、声に関する異常すべてを音声障害といい、器質的音声障害と機能的音声障害に大別できます。

器質的音声障害は喉頭の形態に病変があって肉眼で診断できます。器質的音声障害には比較的多くみられるものに次の三つのタイプがあります。

タイプⅠ　声帯に腫《は》れものができたために、振動や閉鎖を妨《さまた》げている場合（声帯ポリープ、声帯結節など）

タイプⅡ　声帯に腫瘍がある場合（主に喉頭がん）

タイプⅢ　声門が閉じない場合（反回神経麻痺《まひ》、声帯筋不全麻痺、声帯溝症《せいたいみぞしょう》など）

機能的音声障害は喉頭そのものには肉眼的病変は見当たらないのに、声が出にくくなったり発声のリズムが崩れるなどの疾患で、心因性も含まれます。

また、言語障害として扱われる障害には、発音が正しくできない構音障害や失語症（質問61参照）などがあります。

器質的音声障害のうち、比較的多く見受けられる疾患（風邪などに伴う炎症は質問66参照）を簡単に解説します。

声帯結節

声帯の病変：手の指にできる「ペンダコ」のようなものが粘膜にでき、その腫れが硬く残った状態。声帯の振動や閉鎖を妨げる。

原因他：歌手、教師、インストラクターなど声をよく使う人で、とくに女性に多い。

声の症状：軽度嗄声《させい》（声がれ）、声域が狭まる、声が通らなくなる、発声で疲れやすい。

治療：無理な発声をやめ、声を使う量を制限するだけで、初期ならば自然に消滅する場合が多い。症状が進んだ場合は、投薬などの治療と一定期間発声制限をきちんと行う。難治の場合は手術も選択肢にあるが、正常な組織が硬くなった状態なので、切除する部分と残す部分の境界の判断がしにくく、最も悪化している場合は取りすぎる危険性もある。本人の発声方法自体の改善をしない限り、根本的な治療にならない。

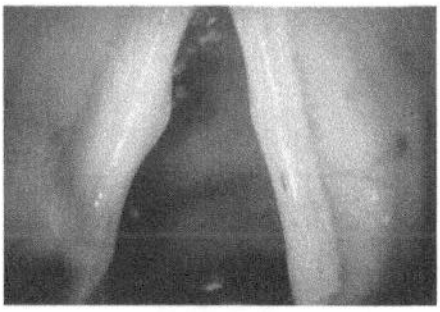

小児声帯結節

声帯の病変：縁に結節ができて、声帯の振動や閉鎖を妨げる。

原因他：幼児から七、八歳くらいまでの、とくに男児に多く、「学童嗄声」ともいわれる。大声を出したり奇声を発したりすることが多いために声帯粘膜の表面が刺激を受け続けることと、声帯の構造が未成熟のために傷つきやすいことが、子ども特有の原因と考えられている。

治療：大声で叫ばないようにする。男子の場合、声帯が成長し変声期を過ぎる頃には、ほとんどが自然治癒する。

声帯ポリープ

声帯の病変：声帯表面粘膜にポリープができて、声帯の振動や閉鎖を妨げる。

原因他：乱暴な声の出し方（選挙演説や叫び声など）や声の使い過ぎ、喫煙などがきっかけとなって、声帯粘膜下で出血を起こし、それが腫瘤《しゅりゅう》として残ったため。

声の症状：嗄声、声が低くなる。

治療：保存的治療の場合は、声帯結節と同様。声帯の正常な組織と腫瘤部分

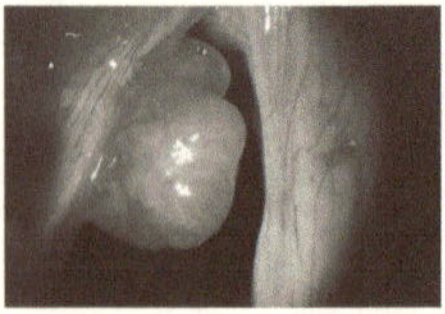

との境界が比較的はっきりしているので、手術は声帯結節よりはしやすい。

喉頭がん

質問65に詳述するので、省略。

声帯萎縮

声帯の病変：声帯の筋肉が萎縮して、声帯が閉じない。声帯内側縁近くに溝が生じることも多い（声帯溝症）。

原因他：中年以降に多く、加齢、ホルモン異常、生まれつき、血流循環障害など。声を使う機会が極端に少ないことも原因になる。

声の症状：嗄声、声が高すぎる、声が弱くなる、発声で疲れやすい。

治療：溝を埋めるという手術は難易度が高く、まず発声訓練をする。手術としてかつてよく行われた注入シリコンは液状で注入され、注入後硬くなって固定される。注入部位は粘膜より外側なので粘膜を損傷せず理想的な注入材料だったが、乳房の形成に大量に使った場合の発がん性も指摘され、現在は医療用には使われていない（ただし、喉頭では発がんの報告はない）。最近は、腹部や頰部の自家脂肪や筋膜の挿入、場合によってはアテロコラーゲンの注入によって声帯の増量を図る。

反回神経麻痺

声帯の病変：片側または両側の声帯が動かないため、声門が閉じない。

原因他：声帯の筋肉の動きを調節している反回神経の麻痺のため、声帯が動かなくなる。反回神経の麻痺の原因は、反回神経の走行経路付近にある、心臓、食道、気管、肺、甲状腺などの悪性腫瘍、あるいはそれらの手術による損傷、喉頭の外傷など。麻痺の原因が不明のこともある。

声の症状：息切れによる雑音が交じった嗄声、声域が狭くなる、声が弱くなる、声が出なくなる。

治療：原因不明の場合、半年くらいで自然に治ることもある。反回神経は脳から喉頭にいたるまでの途中で左右に分かれているので、片側が麻痺しても反対側の神経が代わりに働く代替作用によって、重症なケースでも数年かけて日常会話に困らないレベルまで回復する場合もある。甲状軟骨形成術を中心にした治療法（質問68参照）や、神経に栄養を与える治療、麻痺側の声帯に腹部の自家脂肪組織を注入して厚みをもたせて両側の声門を中央に寄せる治療法など。

column

繊細な反回神経

反回神経は、声帯を内転（閉鎖）させる内転筋線維の束と外転（開放）させる外転筋線維の束が三つ編み状態でからまった繊細な構造です。そのために何らかの原因で一回切れてしまうと、接合するとき、それらの線維が正しくつながらないで交錯してしまう恐れがあります。本来は声帯を閉じる命令を下す神経なのに、開ける神経のほうにつながってしまうと、本人は「エー」といおうとしているのに声帯が開いてしまえば、声にならないだけでなく、食べものを飲み込むときも誤嚥《ごえん》が多くなってしまいます。

質問
61

声帯に異常がないのに声に障害がでるのはどんな病気ですか

喉頭や声帯の形態には異常がないのに声の障害（機能的音声障害）が起こる代表的な病気に、痙攣《けいれん》性発声障害、失声症があります。

痙攣性発声障害とは、「おはよう」といおうとしたときに、「お・は・よ・う」とスタッカートのように声がブツブツ切れたり、「おはよう」の「は」の直後に息もれしたり、話し言葉の出始めが引っかかったり、声がとっさに詰まって出てきません。リラックスして発声しようとしても、自分の意思でコントロールすることができないのですが、笑い声や叫び声、ため息、あくびといった反射的な声、怒鳴り声などの感情をともなった発声には問題がありません。時間帯や状況によっては症状が出ないことがあるのもこの病気の特徴です。二〇代から四〇代で多く発症しますが、どのような人に起こりやすいのかは明らかではありません。

意識的に「さあ、出すぞ」とかまえると、途端にスムースに声が出なくなるため、心因性とみなされることが多々ありますが、局所的なジストニア（質問63参照）が原因です。喉頭の筋肉が過度に緊張するため、声門の閉鎖が強くなりすぎて言葉がスムースに出ません。あるいは声門が開いたままの場合もありますが、どの程度の閉じ具合になっているかは所見だけでは判断しかね、数値的基準もなく、診断が難しい病気です。

自覚したら、対人問題がからむ気持ちの問題と捉えないで専門家に相談することが大切です。治療は音声訓練、注射、手術、鍼《はり》治療などがあります。

失声症については、質問62で説明します。なお、失声症と言葉が似ている失語症や吃音《きつおん》は、声そのもののトラブルではなく、言語障害の領域ですが、簡単にふれておきます。

失語症は、まるで言葉を失ってしまったように自分の意図を言葉で伝えることが困難になり、コミュニケーションに支障をきたす病気です。自分のいいたいことが言葉として出てこないもどかしさを感じます。声自体は大きく出るケースや、話すだけでなく、聞いたり読んだりして理解することや書く能力も病気発症前より低下するケースがあるなど、症状は多岐にわたり、重症の場合、声を出せなくなることもあります。脳卒中といった脳の病気やケガなどによる脳の損傷によって言語を処理する中枢が阻害されたために起きます。発症からなるべく早い時期に、専門家によるリハビリテーションを受け始めることが大切です。

吃音は、言葉を話すとき、発語運動が速く正確にできず、場面によって滞る、発達性の言語障害です。幼児から学童前期に始まり、慢性化すると、大人になってもその症状を引きずることもあります。とくに話し始めや苦手な言葉のときにつまずき、たとえば、「ぼっ、ぼっ、ぼくは」

と音を繰り返したり長く停止したりしますが、失語症と違って、いいたい言葉を思い出せないということはありません。また、「また失敗するのではないか」と緊張する場面でうまく話せなくなることが多いのですが、常に症状が出るわけではありません。

原因は、日本では数十年前まで、精神的な緊張であると広く考えられていましたが、必ずしもそうではなく、発語運動をコントロールする機能の不全が主な原因だろうと考えられています。さまざまな説があるのが現状です。

治療法としては、決定的な治療方法は確立されていません。克服した経験者の方法が語られることも多いのですが、どの人にも有効というわけではありません。しかし、治癒《ちゆ》しないものではなく、根治しなくても社会生活を送るのに困らない程度に、多くの人は改善します。

質問 62

ストレスなどで声が出なくなるのはなぜですか

たとえば、大切な人を不慮の事故で失った場合や、職場の人間関係のもつれなどによるストレスや社会に対する不満がエスカレートしたときに、突然、声が出なくなることがあります。声帯に原因がある声帯麻痺と異なり、声帯そのものは正常に動いているのに……。ストレスやショック、葛藤といった心の状態は声にも反映します。心理状態は中枢の活動や筋活動にダメージを与えます。心因性失声症と呼ばれ、まったく声が出なくなってしまう場合もあれば、人によっては、声が途切れ途切れになったり、しわがれるといった症状を繰り返します。ストレスなどを抱えている状態では、風邪をひいたとか、のどに違和感を感じたときに発症するパターンが多いようです。人と話すというコミュニケーションのための声を失っているのであって、咳をしたり笑ったりする声は出ます。人によっては、歌う場合なら高低の変化も含めて発症前と同じように声が出る人もいます。

治療には「自分は声が出るんだ」と心を落ち着かせることが大切です。咳をして声を誘導する治療法もあります。「ゴーホン」と咳の擬音を出させ、「ゴーホン、ゴー、オー。ほら、オーが言えました」と誘導するのです。「好きな歌を口ずさんだり、独り言をつぶやいたり、両耳に雑音を聴かせながら、声を出して本を読むことで、声を誘導する場合もあります。精神的理由で何らかの筋肉の緊張状態が生じて正常に発声できなくなるため、診断では問診を重要視します」（苅安誠博士）。カウンセリングも有効ですが、治療しなくても、抱えているストレスなどがなくなれば、自然に治癒することが多いのも特徴です。

質問 63

最近よく耳にする「発声時頸部ジストニア」ってどんな病気ですか

「高音域を出そうとすると、首周りの筋肉が異常に硬直してしまい、声が出しづらい状態がつづいていた」。人気デュオ・コブクロの高音のハモりを担当していた小渕健太郎さんが診断された発声時頸部ジストニアは、珍しい病気といえます。ジストニアという病気には全身性のものもありますが、局所に起こる場合もあり、その疾患率は、アメリカでは、一〇万人あたり約三〇人といわれています。

ジストニアは筋肉そのものに原因があるのではなく、筋緊張を調節する大脳基底核の機能障害です。何の予兆もなく首や手などの筋肉が強く持続的に収縮し（両側の場合も片側の場合もありうる）、痛みを伴います。時間にすると数秒ですが、治まったかと思うと、また収縮するといった状態が繰り返し起こります。「筋肉の収縮がどこにでるか、また痛みの程度もさまざまですが、睡眠中に体験するこむら返りや金縛りに近い状態が、起きている間に繰り返し起こると思えばわかりやすいかもしれません」（苅安誠博士）。たとえば、手首の筋肉がギュッと収縮するためゴルフのスイングや野球のバッティングがコントロールできなくなる〝イップス〟と呼ばれる症状、文字を書こうとしているのにその動作が止まってしまう書痙《しょけい》は局所的なジストニアの一例です。

「こうした状態が頸部に起こったのが発声時頸部ジストニアです。首の筋肉が収縮したり痙攣が起き、頭が前後左右に傾いたりもします。顔面や顎や舌の筋肉も収縮する場合が多く、発声にかかわる喉頭などさまざまな器官の調節機能や動きが、発声時に阻害されます。とくに大きい声や高い声を出そうとするときに発声がしづらくなり、苦しそうな声になります。人前で『大きく』とか『正確に』発声しようとするときに症状が現れがちです。高音は喉頭筋の巧みなバランスによるものなので、音をはずすことなどできない歌手にとってはよけい神経を使うことになります」（苅安誠博士）

治療には、原因となったと考えられる業務から離れることや薬による方法などがありますが、治癒は簡単ではありません。特別な動作のときにしか発症しないために、「気のせい」と心因性なものとされ、本人は診断が下されずに困っている例が多いようです。薬による治療法としては、細菌のひとつであるボツリヌス毒の局所注射があり、斜頸の治療にも適用されている方法です。これは、一時的に筋肉の収縮を抑えて一過性の運動麻痺をつくるものです。

なお、痙攣性発声障害（質問61参照）は喉頭筋のジストニアが原因です。

質問 64 声の異常から病気が推測できますか

声の異常には、声帯の疾患によって発する声に特徴が現れ、問診の結果とも合わせるとほぼ鑑別診断が可能です（表参照）。声質に関係なく、本人が発声しやすい音をどのくらい持続させられるかによって疾患が推定できます。発声しやすい音の高さで「エー」や「アー」など母音でできるだけ長く発声して、一五秒以上つづけば正常範囲です（正常値は二十数秒）。それより短いと声門閉鎖不全が疑われ、三秒ほどしかつづかない場合は反回神経麻痺（質問60参照）といった重い疾患や肺機能のトラブルが考えられます。

たとえば、声帯ポリープや喉頭がんでかれる声は俗にいう「だみ声」で、反回神経麻痺でかれる声は、空気が抜けてしまうので、息がもれて、か細くなります。ただし、正確に診断するには、喉頭や声帯を精密に観察し、喉頭ファイバースコープ（喉頭内視鏡）など、器具を使った検査が必要です。

声の障害から、声帯や喉頭そのものの病気以外に、ほかの重い疾患が見つかる場合もあります。声帯を開閉する筋肉を動かしている反回神経は、脳から迷走神経として出て頸部で反回神経とし

声がれの特徴	示唆される声帯の状態	疑われる疾患
単純なだみ声	声帯が重たい	声帯ポリープ
硬いだみ声、金属的なだみ声	声帯が硬い	喉頭がん
息もれ	声帯が閉じない	反回神経麻痺
性別に合わない	異常なし	男性化音声
年齢に合わない	異常なし	変声期障害
強すぎる、または弱すぎる	異常なし	心因性

表　問診で声を聞く。ひと言で声がれといっても、疾患によっていくつかの特色がある。声がれの特色と問診票などの情報が得られれば、おおよその鑑別診断が可能になる。　（資料提供／福田宏之）

て左右に分かれるのですが、喉頭に至るまでの経路が長いので、近くに接する周辺の臓器の疾患の影響を受けやすくなります。とくに左側の経路は心臓があるため右側より長いので、左側の疾患のほうが多くなります。周辺の甲状腺、食道、肺などの臓器が腫れると、反回神経が圧迫されるので息の漏れるような声がれがしたり声が出なくなったりして、声の異常があらわれるのです。音声障害から、肺がんや大動脈瘤、甲状腺の腫瘍など臓器の重い病気が発見される可能性があるということです。

質問 65

タバコは声によくないのですか

今も、非喫煙者に比べて喫煙者の喉頭がんの発症率が高いことからも、タバコは声にいいことはありません。タバコに含まれるニコチンやタールといった化学物質が害をもたらすのです。

喉頭がん、口腔がん、食道の入り口にあたる下咽頭がんなど、耳鼻咽喉科領域のがんのうち、喉頭がんは以前は圧倒的に男性に多い病気でした。喉頭がんの原因は喫煙、飲酒、声の酷使などとの関連が指摘されていて、とくに喫煙が喉頭がんの発症と密接なつながりがあることから、最近では女性の社会進出にともない、女性の患者も増えているようです。

喫煙者の部位別のがん死亡率では、喉頭がんがきわめて多く、タバコとの関連が叫ばれている肺がんの三～四倍となっています。さらに、喫煙本数とも深く関連しており、一日に吸う平均本数に喫煙年数を掛けた喫煙指数（ブリンクマン指数）が一二〇〇以上（たとえば、一日に三〇本で喫煙年数四〇年以上）の場合に発症するケースが多くなっています。

喉頭がんは、声帯およびその周辺に発生することが多く（分類上は声帯を中心に発生した声門がん、声帯上部の声門上がん、声帯下部の声門下がんの三種）、声の異常や食べものを飲み込んだときの違和感などの自覚症状もあり、耳鼻咽喉科領域のがんのなかでは発見されやすく治りやすい部類に入ります。とくに、声帯そのものに腫瘍ができるケース（**写真**参照）は喉頭がんの八割を占め、腫瘍が非常に小さい場合でも誰もがはっきりとわかるかすれ声の症状がでるので、診断がつき、早期発見しやすいのです。一方、中咽頭や下咽頭、また喉頭蓋や声門下のがんの場合、声がかすれるといった症状がでないため、発見が遅れがちになります。

また、喉頭はほかの内臓と比べると周りから独立して存在しているので、周りの組織にがん細胞が広がりにくいのが救いです。喉頭がんは数ヵ月で大きくなりますが、ごく初期の段階なら、放射線治療や抗がん剤などの化学療法（または両者の併用）のほか、喉頭顕微鏡下のレーザー治療による部分摘出手術も選べ、声を温存することも可能です。症状の進行度合いで、喉頭全摘手術に踏み切らなければならない場合は自分の声は失われます。たとえ切除を拒んで代替治療を望んでも、がんが進行するにつれて、声帯の神経が麻痺して声が出なくなります。また、誤嚥や、神経筋に疾患を生じて気道をふさぎ息ができなくなるといった、命にかかわる事態になることはありませんが、風邪もひいていないし、のどに痛みもないのに一日中声がかすれたままの状態が三週間以上もつづく場合は、要注意です。進行がんでは咳や痰に血が混じったり、嚥下困難、呼

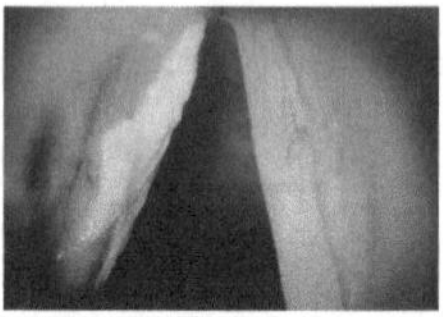

写真　左側の声帯にできた喉頭がん。形が崩れ、白っぽく見える。

（写真提供／福田宏之）

吸困難を伴います。

ストロボスコープでの観察で声帯の粘膜波動（質問21参照）が起きていないことが確認されると八割の確率でがんを疑い、ただちに組織検査が行われます。「自分を車検に出す感覚で定期的に健康診断を受けてほしい」と医師たちはメッセージを送っています。

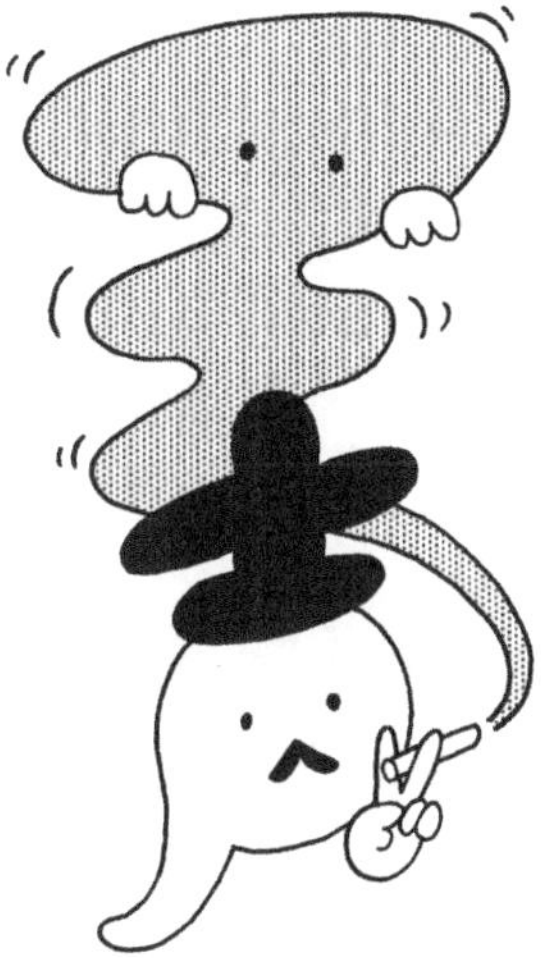

質問 66

風邪をひくと、いつもと違う声になることがあるのはなぜですか

風邪をひくと、全身が熱っぽくなったり、人によって鼻がつまって鼻声になったり、咳が出てのどが痛くなったり、かすれた声になったりして声も変化することは、誰もが経験することです。風邪は、呼吸器系の器官の炎症《えんしょう》（上気道のカタル性炎症）などの疾患であり、それらの器官は発声に必要な器官でもあるため、発声にも影響があるのです。

炎症が起きると充血、むくみ（浮腫《ふしゅ》。血液の循環が悪くなって組織間の水分が多くなること）、痛みなどがあらわれます。急性気管支炎が起これば、発声に必要な呼気が十分に吐き出されないことになり、急性咽頭炎や急性喉頭炎などが起これば、声の源である喉頭原音の通り道が腫れたり充血するため、声がかすれ、咳や痰に伴って声帯が赤く腫れたりむくんだり、痛みなどの症状もでます。急性鼻炎なら、鼻声になります。

ところで、鼻声は、原因の違いによって二種類あります。声帯を通った呼気は喉頭原音となって喉頭腔から咽頭腔に入ったあと、口腔を経て口の外に出る道と、口蓋垂の後ろ側から鼻腔を通って体外に出る道に分かれて、それぞれで共鳴を起こします。この二つの空気の通り道（共鳴腔）

に流れる空気の量を常に調節して、「ナ」行のように鼻に抜ける音や、逆に「カ」行のように鼻に抜ける空気を遮断して出す音などをつくっています。なんらかの原因で、空気の二つの通り道つまり共鳴腔での共鳴のバランスがとれないと、鼻声になります。まず、鼻腔での共鳴がなかったり少なかったりして、鼻がつまったような声（閉鼻声）になったのが、風邪をひいたときの鼻声です。もう一種類は、逆に、軟口蓋と舌の奥の部分による閉鎖状態が悪くて、鼻に抜けてはいけない音が抜けすぎて、鼻腔での共鳴が大きすぎてしまう声（開鼻声）です。

さて、風邪をひいたかなと少し感じたとき、その段階でのどを休めることができるならば、尾を引かないで治ります。風邪の初期には、発声練習をしたときやお風呂に入ったとき、またアルコールが少し入ったときと同じように、粘膜が少し充血し、声がむしろよく出ているように感じたりします。この状態を調子がいいと錯覚してつい歌いすぎてしまうと、その後、急に悪化する場合があります。熟練した歌手でも、このような危険に気づかず歌い込んでしまい、翌日から高音が出にくくなったり、もっと悪い場合は声そのものが出なくなるケースも珍しくありません。

なお、こうした症状は冷房などの冷たい空気を急に吸い込んだときにも起こります。発声練習をするときは、冷房の吹き出し口を避けるなどの注意が必要です。また、ふだん声が高い幼児でも風邪で声帯が充血してむくむと、声は低くなります。幼児の声帯は声帯組織の分化が未熟なため、少しの刺激にも反応して傷つきやすいのです。

コーヒーブレイク

キム・ヨンジャさんの経験

年齢によって声も変わるものです。
いまの声が好きです

「韓国は祖国。日本は私のふるさと」。主に日本と韓国を往復しながら幅広く活動している韓国人歌手のキム・ヨンジャさんは、パワフルな声も情感をこめた絞り出すような声も自在に使いこなした歌唱力に定評があり、NHK紅白歌合戦にも三度出場したことがある方です。そんなキムさんでも、一度、二〇〇七年二〇周年記念の名古屋での公演中、突然声が出なくなり、夜の部を中止せざるをえなかった苦い経験があるそうです。

——公演前日からの状況を聞かせていただけますか。

その一日前に海外公演から帰ってきたばかりで、疲れ気味でした。から咳が出て、「あれっ」と思ったのですが、気が張っていて熱がありそうとかだるいとか、そんなことは感じませんでした。前日のリハーサルもいつも通り声が出たので、セーブすることなく一時間以上、声を出していたのです。夕食には明日はがんばろうってステーキを食べました。

そしたら公演当日、昼の部の途中から、声がいうことをきかなくなってしまいました。「アー」といつものキーがでてこない。「ハァー」とかすれ声になり、「キーを下げて、しんどい歌はカットしましょう」という配慮で何とか歌っていたものの、そのうち、歌声にならなくなってしまって。休憩のときには、話し声も声にならなくなってしまい、関係者に事情を伝え、夜の部の中止を決定しました。衣装を着替えて舞台に上がり、「いつかきっとこのお詫《わ》びをいたしますから、許してください」と声にならない声で観客のみなさんに伝え、幕を閉じたのです。

——結局、何が原因だったのですか。

最終の新幹線で東京に戻ってから、事務所近くの大学病院に向かい、夜間診療を受けたところ、「風邪からですね。声が出なくなったのはのどがひどく赤くなって腫れていたにもかかわらず、無理して声を使ってしまったためです」といわれ、何度も鼻から吸入しました。声帯を傷めたわけではなかったので、一週間ほどで自然に治りました。公演を中止するなんて事態はもちろん初めてだったので、どんなに着飾っても声が出ないのではと、身にしみました。声は、代わりがききませんから。

——声のトラブルは初めてだったのですか。

声は保ち続けているほうだと思います。ギリギリのときも乗り越えてきました。でも、韓国のナイトクラブで看板歌手として三六五日休む日もなく歌っていた二〇代のとき、声帯ポリープができ、三ヵ月間、仕事を全部ストップしたことがあります。声の使いすぎだったんですね。「手術しましょう」「そしたら、どうなるんですか」「三ヵ月間、しゃべるのも控えてください」って。「じゃ、もし手術しないとしたら？」「同じく、三ヵ月……」といわれ、手術しないほうを選びました。二階に住んでいる母を呼ぶときも、声を出さないで、トントンとドアをノックするほど、しゃべらない生活を徹底しました。「また歌う」の一念でした。三ヵ月後、ディナーショーに出ることができました。以後、ポリープはできていません。あのとき以上のショックはありません。

——では、日常もこまめに声帯をチェックしてもらっているのですか。

炎症が起きれば、すぐ病院で治療してもらいます。でも、定期的に通っているわけでも主治医がいるわけでもありません。基本的には、のどはさわらないようにしています。選択肢がないならともかく、極端なことは避けたいのです。

——ご自分の声質に、年齢による変化は感じますか。

二〇代、三〇代、四〇代、五〇代と少しずつ変わってきています。自分でも、聴き比べるとよくわかります。でも、不思議なことに『朝の国から』という歌に関しては、昔に戻って細い声で歌えるんですね。若い頃、自分の歌声、あまり好きじゃなかったのですが、いま思うといい声だったなあって。先日も、NHKの収録で、『朝の国から』を歌ったのです。あの頃の声だと自分でも感じました。でも、私はいまの自分の声が好きです。

——日常されているケアを教えてください。

風邪はこわい。だから、うがいはよくします。一回のうがいは一〇秒ほどで終わってしまいますが、外の空気にふれるたびに何度も。バッグにいつもうがい薬を入れています。

また、ふだんから、韓国式のサウナを利用し、プロに指圧などをしてもらい、からだをほぐすようにしています。本番が私にとっての運動なので、あえてスポーツクラブに行ったりはしませんが、名古屋公演での苦い経験から、意識的によく歩くようになりました。今ではウォーキングシューズが何足もあるくらい歩くことを楽しんでいます。最近のほうが太ももなど、筋肉が付いていますよ。それから、いい質の睡眠がいちばん。私の場合、よく寝ないとなめらかな声は出ません。

質問 67

最近増えた逆流性食道炎は声にもよくないって本当ですか

食後、ゲップや胸やけがする、口の中に苦酸っぱい液がこみあげる、といった症状に心当たりはありませんか。胃腸薬のＣＭみたいですが、それは胃酸過多の症状です。出すぎた胃酸の消化作用によって食道粘膜が傷つき炎症を起こす逆流性食道炎（胃食道逆流症）が、最近増えているそうです。かつては高齢者に多く見受けられた症例でしたが、最近は若い世代にも広がっています。そして、この逆流性食道炎が声のかすれや、のどの異物感などの原因になっている症例も、最近目につきます。朝起きたとき、のどのヒリヒリ感がつづいていて、高音が出しにくい状況が長引いているような場合、風邪ではなく逆流性食道炎と診断されることがあります。

胃酸がどう声に影響しているのかは、まだはっきりしたことはわかっていません。食道よりものどのほうが胃酸の刺激に弱く、胃酸が喉頭に達したために、食道入り口に近い喉頭後方の披裂軟骨間粘膜が腫れたりむくんだりするなどの炎症を起こす直接的要因と、胃酸が食道に上がるだけでも神経の反射に異常を感じる間接的要因が考えられています。

欧米では逆流性食道炎はＧＥＲＤ（gastro-esophageal reflux disease）と呼ばれ、音声障害を訴える患者に対してGERDの有無を調べることが通例になっています。日本の耳鼻咽喉科医も音声専門医を中心にGERDが音声障害やのどの違和感の原因になることに注目し、最近は診療時にGERDに注意を払うようになってきました。たとえば、国際医療福祉大学東京ボイスセンターの問診票には、「胸焼け・げっぷ・胃酸の逆流・咳払い」の症状があるかどうかを問う項目が追加されています。

目の前のテレビモニターを見ながら、声帯を開け閉めする左右の披裂軟骨のあいだの粘膜がブヨブヨに腫れていないか慎重に調べていきます。もし、逆流性食道炎を疑われた場合には、胃酸をコントロールする薬を服用し、夜遅く脂っこいものを食べ過ぎないことなど食生活を改善することが肝心です。

胃潰瘍《いかいよう》や胃がんなどの原因になるピロリ菌を除去した後に発症する例も少なくないといわれています。慢性化した症状を放置したままにすると、食道がんに移行する危険性もあります。当然、声帯にも悪影響をもたらします。

胃腸力を低下させる食生活を見直すことが、逆流性食道炎を治療する助けになるとともに、声の力を養うことにもなるわけです。

質問
68

声帯の手術はどのような場合に、どのようにするのですか

微小器官である声帯は、わずか一ミリメートル以下の範囲でも何らかの病変があれば、声がかすれたり、ザラついたりして、発声に支障をきたします。そんな微細な病変の治療法のひとつとして、声帯を手術する方法もあります。手術を急ぐのは、命に関わる喉頭がん（組織を検査しなければならないので、疑いの段階を含めて）です。声帯ポリープはがんには移行しませんが、改善がみられない場合や、声質が問われる職業の人が長く休むわけにはいかないなどの本人の希望で手術に踏み切る場合もあります。また声帯にできた早期喉頭がんの場合、レーザー手術も選択肢としてあります。声帯がやせたために声が出にくくなった場合、やせた部分を埋めるための自家脂肪注入なども行われています。

声帯の手術として音声外科で行われている主な方法を紹介します。現在の主流となっているのは、一九六〇年代以降に開発された顕微鏡下喉頭手術（ラリンゴマイクロサージェリー）と喉頭枠組み手術です。顕微鏡下喉頭手術は声帯を直接治療する手術で、声帯ポリープや腫瘍などを切除したり、自家脂肪を注入したりする場合にとくに力を発揮します。もう一方の喉頭枠組み手術

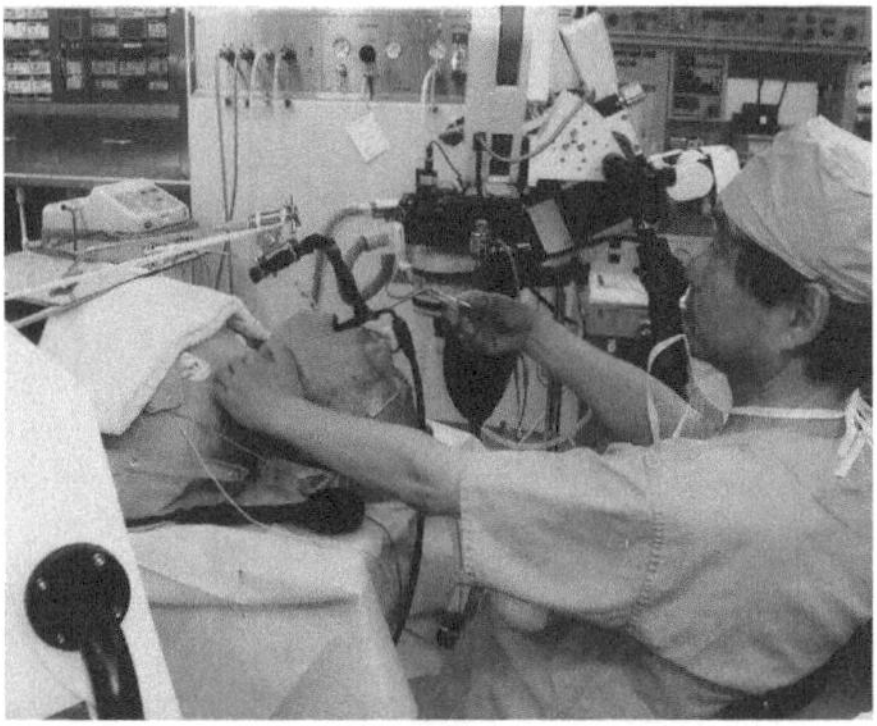

図1　顕微鏡下喉頭手術は全身麻酔で行われる。（写真提供／福田宏之）

は、声帯そのものには直接触らずに、声帯が入っているボックスである甲状軟骨の枠を広げたりして調節することによって、声帯の緊張度や長さなどを変える方法です。機能的音声障害（質問60参照）の改善に有効です。

顕微鏡下喉頭手術では、内視鏡でやっとわかるミリ単位の大きさの病巣を処置します（**図1**参照）。全身麻酔のもと、口から喉頭直達鏡という柄が付いた金属性の筒を入れてから、手術用顕微鏡をセットすると、喉頭、とくに基本構造の声帯を拡大して観察できます。そして喉頭直達鏡に鉗子《かんし》、ハサミ、メスなどの手術用具を入れて病巣部を処理します。同時に手術用顕微鏡に接続されたビデオカメラで手術操作をテレビモニターに映し出し、記録の保存もします。喉頭鏡を二、三ミリメートル深く入れすぎても逆に浅すぎても病巣を見つけることができません。「声帯は単に小さいだけでなく、表面の粘膜は傷つきやすくデリケートです。手術を二回、三回と繰り返すと、声帯の粘膜に瘢痕《はんこん》（傷跡の引きつれ）が生じて、粘膜が硬くなってしまいます。だから、声帯の手術は確実に一回で成功しなければなりません。やわらかな膜である声帯に瘢痕化が起こると、柔軟性が失われ、声がかすれたり、声質も劣化するからです」（福田宏之教授）。

一方、喉頭枠組み手術（**図2**参照）は、「声帯は聖域である」という考えのもとに、声帯に直接触れない手術法を生み出した京都大学の一色信彦《いつしきのぶひこ》名誉教授の名にちなんで、「一色法」とも呼ばれています。この方法は、声帯には一切触れず、外側から喉頭にアプローチすることが最大の特徴です。したがって、声帯に瘢痕ができる心配はありません。この方法では甲状軟骨を切開し、軟骨の切り開いた部分を左右に広げたり正中部分を押すことで、声帯の位置を移動させたり、声帯の緊張を緩めたりして声帯機能の回復をはかります。局所麻酔で患者に声を出してもらいながら、調節を進めます。

原理はシンプルですが、この手術も高度な技術を要します。声帯に直接触れないとはいえ、甲状軟骨を切開する方法であり、さらに甲状軟骨の下の軟部組織は真ん中部分がとくに薄いので、内側の気道内にメスが入って傷つける恐れがあります。「たとえば、厚いボール紙の裏に荷造り用のテープを貼っておき、裏のテープは切らずにボール紙だけを切るようなテクニックが要求されます。メスの先に目がついているように神経を集中させるのです」（一色信彦名誉教授）。甲状軟骨は簡単に削れますが、削りすぎると一生だみ声になってしまいます。

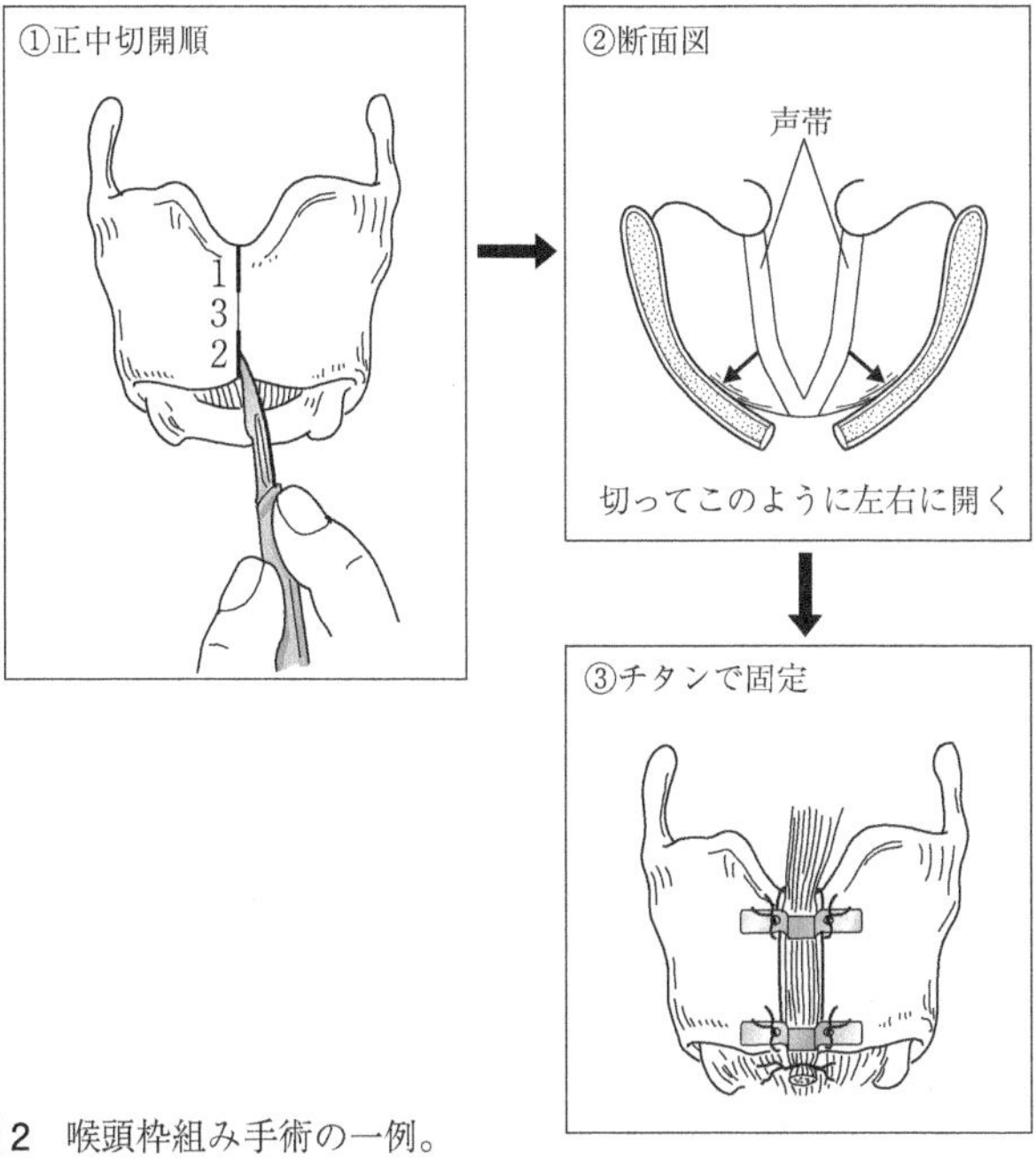

図2　喉頭枠組み手術の一例。
①まず甲状軟骨の正中（真ん中）を縦に3～4cm切り開く。
②切開した軟骨の端を左右（外側）に広げる。
③どの程度広げるかを調節(通常は3～4mm前後)。幅が決まったら、チタンブリッジでその幅に固定する。
（『聴覚・音声・言語障害の取り扱い　PART2 音声障害』金原出版より）

頭微鏡下喉頭手術、喉頭枠組み手術ともに、手術後一週間は、〝沈黙療法〟が必要です。手術直後でも声を出すことは可能ですが、手術による声帯の腫れがひき、新しい粘膜が生成されるまでの一週間は、声を出してはいけません。声を出すと声帯が動いて傷が残り瘢痕ができて硬くなってしまうので、声帯のなめら

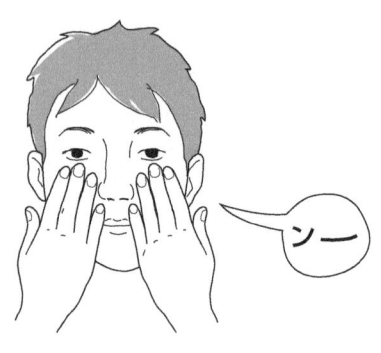

図3　のどに力を入れずに声を響かせる練習。頬から鼻の付け根の辺りを指で軽く押さえ、「ンー」とハミングする。指を当てている辺りが振動していることを感じとる。「ンー」から始める術後の発声は、のどを傷めないためのふだんのケアにも使える。（資料提供／福田宏之）

かな粘膜波動（質問21参照）ができず、手術の目的が達成できなくなるためです。この〝沈黙療法〟では、「ハイ」のひと言さえもいわないくらい、徹底的に声を出さないように指示されます。

〝沈黙療法〟の後も、すぐに手術以前と同じように声を出すのではなく、徐々に声慣らしをしていきます。最初は「ンー」や「ンマー」の発声（**図3**参照）から始めます。「ン」は鼻に響かせる音であり、「マ」は合わせたくちびるを離せば無理なく出せる音であり、「ンマー」は直前に「ン」を付けることで、鼻腔を鳴らすことができ、声帯にかかる負担が少ないからです。いわば、発声のリハビリをするのです。

質問 69

喉頭を失ったら、もうしゃべれなくなるのですか

　喉頭がん（質問64・65参照）や交通事故などによる損傷で喉頭を失うということは音源の声帯もなくなるわけですから、当然、いままでどおりの発声はできなくなります。しかし、声帯の代わりに音源を出す代用音声があれば、言葉は失わずにすみます。音韻は口の形の変化によってつくられるからです。

　代用音声として最も普及しているのは、食道から戻ってくる空気であるゲップを利用した食道発声法です。ゲップをするときは食道が振動するため音が出るわけですが、このとき、いままで話していたときのように音韻に応じて口の形を変えれば、発音できます。喉頭を摘出すると食道と咽頭はいったん離れてしまいますが、それを引っ張って縫い合わせ、狭くなった下咽頭粘膜が振動して音が出る仕組みです。

　食道の振動は一定していないので、最初は途切れたようになり、習得には相当な努力が必要ですが、一オクターブぐらいまでの音域が出せるようになり、カラオケを楽しんでいる人もいます。さらに上達すると、風邪をひいているのかなと周囲の人が思うくらいのふつうの声がでます。

首の筋肉の動きを音に変えて声にする方法や、日本での利用は少ないものの、「気管食道シャント法」もあります。気管と食道の間に特殊なチューブを入れる措置をします。永久気管孔（呼吸のために首に開けた孔）を指でふさげば、呼気を口から出すことができ、このときに食道を振動させれば、声になります。食道発声法より習得が簡単ですが、費用がかかります。

また、電池式のバイブレーターを顎の下の皮膚に当てて声にする、人工喉頭法もあります。振動を頸部から咽頭・口腔に送り込んで音源にしています。振動体にはペンのようなタイプや首に包帯を巻いてその間に差し込むタイプ、手元のスイッチで振動体を操作するタイプもあります。単純な振動音ですが、「ブー」と振動したときに「アイウエオ」の母音を発声する口の構えをすると、咽頭・口腔を通った振動がそれぞれの母音の音となって聞こえます。ある程度のイントネーションは付けられるものの、まだ抑揚に欠け、一般的には感情がこもらないという弱点があります。軽量化や小型化の面も含めて、聞きとりやすく抑揚のある発声ができる器械の研究が進められています。

食道発声の患者が支え合う団体もあります。一九五四年に設立された公益社団法人銀鈴会が母体となり、そこで発声技術を身に付けた患者が中心となった組織が全国に広がっています。食道発声法の指導のほか、歌唱と演説を課題にしたスピーチコンテストを開催するなどの活動も行っています。

質問 70

喉頭を失うと、発声以外にも影響がありますか

上気道（咽頭、鼻腔）と下気道（気管、気管支）のつなぎの部分である喉頭を失うと、声を失うだけでなく、呼吸や嚥下といった生命維持のための働きも大きなダメージを受けることになります（手術によって、管状の形態をつくることで食道は再建でき、食べることに関してはある程度の機能回復は望めます）。

生命に関わらないものの、さらに別の大きな影響もあります。喉頭は上体支持に欠かせない働きをしている（**図参照**）からです。私たちが自分自身の上体を支えて力を入れるためには、体幹を固定させなければなりません。たとえば、重いものを持ち上げるときは体全体をしっかり支えて力を入れます。そのとき、無意識に瞬間的に息を止め、必ず声帯も瞬間的にキュッと締まっているのです。「ハー」と息を吐き出しながら、重いバーベルを持ち上げたりはしません。瞬間的に息を止めることで、肺の中の空気が漏れないようにし、胸郭の形を安定させて体幹を固定しているのです。ところが、喉頭がなくなると肺の中の空気が漏れてしまい、しぼんでしまう風船のように胸郭が変形して、体幹が崩れてしまうのです。だから、息めなくなります。息めないとい

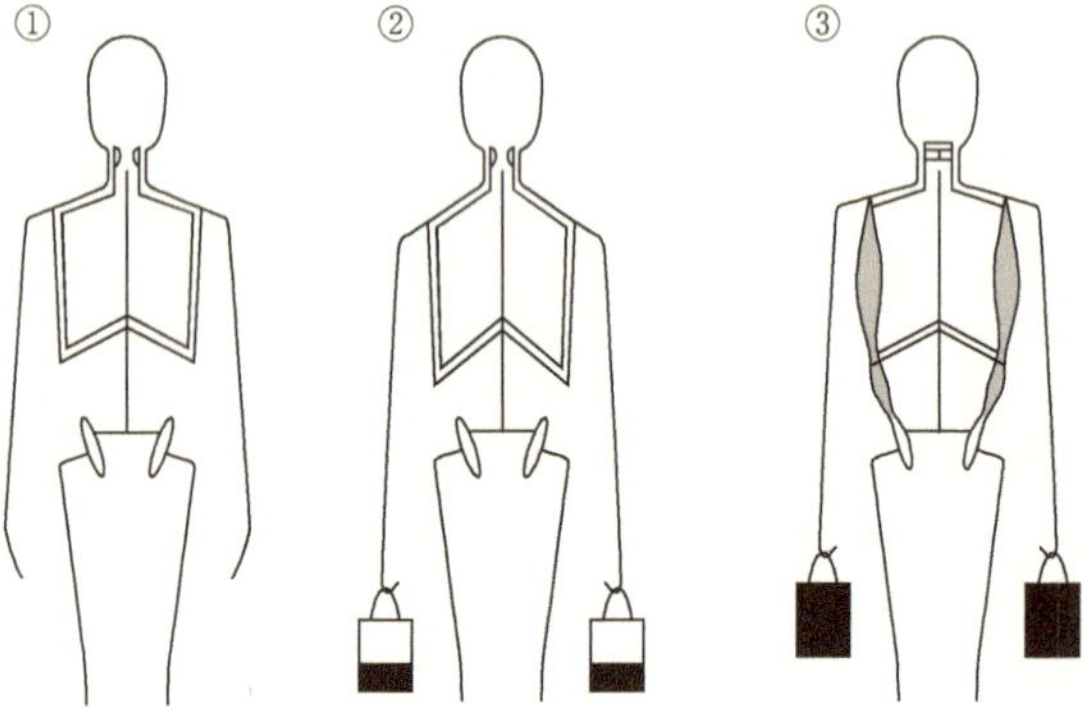

図　喉頭があるから、瞬間的に息を止めて上体に力を入れることができる。
①上体に力が入っていない状態：声門は開き、呼吸は自由。
②上体に力が入っている状態：胸郭がわずかに変形。声門は開き、呼吸は自由（軽い力なら出せる）。
③上体にかなり力が入っている状態：胸郭の崩れを防ぐために声門は閉鎖、呼吸は一時停止する。　（Fink BR and Demarest RJ:Laryngeal Biomechanics (p.62, Fig3.10). Harvard University Press, 1978.）

うことは排便もしづらくなるということです。鼻に空気が出入りしないので匂いもかげなくなります。また口の中に空気が出入りしないので、熱い食べものをフーフー吹くことも、すすることもできなくなります。

このように、無喉頭になると日常生活のさまざまなシーンが想像を絶するほど一変してしまいます。健康なときにはあまり気づかないのですが、喉頭の役割は、とても大きいものなのです。

質問 71

声を専門に診てくれる病院ってありますか

「音声外来」「ボイスクリニック」「ボイスセンター」といった名称を聞いたことはありますか。耳鼻咽喉科領域のうち声とのどを専門に扱う、このような名前の専門部門を設置している大学病院や総合病院、専門施設、また耳鼻咽喉科の開業医が存在します。

こうした機関の特徴は、のどと声の疾患を治療するほか、疾患以外ののどと声に関するあらゆる悩みも扱うことです。声がかれる、のどの違和感や異物感、不快感、声を高くしたい、声を低くしたい、声のアンチエイジングなどさまざまです。歌手のように声を使う職業の人ではなくても、こうした悩みをもつことはあるはずです。また、見た目の異常がないために原因不明とされたり、精神的なものと診断されて一般の耳鼻咽喉科では治療できない発声障害や、声帯の手術などの治療後のリハビリなど業務は多岐にわたります。

もうひとつの特徴は、さまざまな問題を解決するために、耳鼻咽喉科で一般的に用いる診断・治療の方法以外にも多様な手段を使うことです。機関によって違いはありますが、音声・音響学的分析を行ったり、医師のほかに言語聴覚士（音声言語・聴覚・嚥下の機能の回復、維持向上を目的に、医師の指示の下、検査・訓練・助言・指導などを行う国家資格取得者）がいて、発語法の改善をはかることもあります。声帯を傷めない発声法の研究や、声帯のトラブルの発生予防にも力を注いでいる機関もあります。

アメリカでは、政治家や主要な企業の最高経営責任者（CEO）にはお抱えのスピーチコンサルタントがついているくらい、人の前で話をすることに神経を使っているようです。その証拠に、ニューヨーク、シカゴといった主要な都市には声のトラブルを扱うボイスセンターがあります。日本では、耳鼻咽喉科領域の疾患のうち喉頭疾患は一〇パーセントにも満たないため、専門機関がほとんどありませんでしたが、二〇〇一年、東京の山王病院内に国際医療福祉大学東京ボイスセンターが開設され、専門機関も少しずつ増えてきています。

運動選手は酷使する肉体をよい状態に保つために、専属のトレーナーに常に体の手入れをしてもらったり、定期的に整形外科医のチェックを受けたりします。それと同様に、声をよく使う人は、病気を自覚しなくても、声帯をよい状態に保つように心がける必要があります。「昨今ではインストラクターなど声を使う職業も増えています。これからの時代、コミュニケーションの要素としていい声を保つことはますます大切になります」（福田宏之教授）。音声外来やボイスセンターはそのような場合にも利用できる機関です。のどと声に関するあらゆる悩みを解決し、よりよい発声をめざす機関です。

参考文献

石井末之助『声のしくみ』(音楽之友社　一九八二年)
一色信彦『声の不思議　診察室からのアプローチ』(中山書店　二〇〇六年)
一色信彦『聴覚・音声・言語障害の取り扱い　PART2 音声障害』(金原出版　二〇〇一年)
伊福部達『福祉工学の挑戦』(中公新書　二〇〇四年)
岩田誠『臨床医が語る脳とコトバのはなし』(日本評論社　二〇〇五年)
岩淵悦太郎他『ことばの誕生　うぶ声から五才まで』(日本放送出版協会　一九六八年)
インゴ・R・ティッツェ著　新美成二監訳『音声生成の科学　発声とその障害』(医歯薬出版　二〇〇三年)
植田理彦『温泉はなぜ体によいか』(講談社ブルーバックス　一九九一年)
大阪芸術大学藝術研究所　研究調査報告書『アジアにおける〝だみ声〟歌唱の発声メカニズム—日本の芸能と中央アジアのホーミーとの比較—』(二〇〇一年度)
岡ノ谷一夫『小鳥の歌からヒトの言葉へ』(岩波書店　二〇〇三年)
苅安誠編著『音声障害』(建帛社　二〇〇一年)
酒井弘『発声の技巧とその活用法』(音楽之友社　一九七四年)

佐藤武男『喉頭癌』(金原出版　一九八六年)
鈴木誠史『声のふしぎ百科』(丸善　二〇〇五年)
スティーヴン・ヴァーン著　石浦章一訳『Q&A　人体のふしぎ』(講談社ブルーバックス　二〇〇〇年)
高牧康『「裏声」のエロス』(集英社新書　二〇〇八年)
高橋長雄『からだの地図帳』(講談社　一九八九年)
東京大学教育学部附属中・高等学校双生児研究委員会編著『ビバ!　ツインズ　ふたごの親へのメッセージ』(東京書籍　一九九五年)
永田晟『呼吸の奥義』(講談社ブルーバックス　二〇〇〇年)
中村明一『倍音』(春秋社　二〇一〇年)
日本医師会編『日本医師会雑誌　第139巻・第4号』(二〇一〇年)
日本音響学会編『音のなんでも小事典』(講談社ブルーバックス　一九九六年)
日本音声言語医学会編『新編　声の検査法』(医歯薬出版　二〇〇九年)
野口三千三『原初生命体としての人間』(岩波書店　一九九六年)
萩野昭三『バリトンドクターが語る　音声と声《こえ》帯《のど》のすてきな関係』(音楽之友社　一九九二年)
濱田穣『なぜヒトの脳だけが大きくなったのか』(講談社ブルーバックス　二〇〇七年)

福田宏之『「目で見る救急処置マニュアル」耳鼻咽喉科領域編20』（国際医学出版　二〇〇四年）
フレデリック・フースラー、イヴォンヌ・ロッド＝マーリング著　須永義雄、大熊文子訳『うたうこと　発声器官の肉体的特質―歌声のひみつを解くかぎ―』（音楽之友社　一九八七年）
文藝春秋編『美空ひばり　〝歌う女王〟のすべて』（文春文庫　一九九〇年）
正高信男『0歳児がことばを獲得するとき』（中公新書　一九九三年）
三木成夫『海・呼吸・古代形象―生命記憶と回想』（うぶすな書院　一九九二年）
三木成夫『ヒトのからだ』（うぶすな書院　一九九七年）
美空ひばり『ひばり自伝――わたしと影』（草思社　一九八九年）
宮城道雄『水の変態』（宝文館　一九五六年）
宮本健作『声を作る・声を見る　九官鳥からヒトへ』（森北出版　一九九五年）
武者利光『ゆらぎの発想　1／fゆらぎの謎に迫る』（日本放送出版協会　一九九八年）
安田登『能に学ぶ身体技法』（ベースボール・マガジン社　二〇〇五年）
弓場徹『CD付　奇跡のボイストレーニングBOOK』（主婦の友社　二〇〇四年）
加藤和也監修『美空ひばりプライベート』（辰巳出版　二〇〇五年）
吉澤純夫『音のなんでも実験室』（講談社ブルーバックス　二〇〇六年）
ヨッヘン・コワルスキーほか　CD『カストラートの時代』（東芝EMI）

米山文明『美しい声で日本語を話す』（平凡社新書　二〇〇七年）
米山文明『声と日本人』（平凡社選書　一九九八年）
米山文明『声の呼吸法』（平凡社　二〇〇三年）
米山文明『プリマドンナの声帯』（朝日新聞社　一九九〇年）
ヨハン・スンドベリ著　榊原健一監訳『歌声の科学』（東京電機大学出版局　二〇〇七年）

取材協力（敬称略　五十音順）

會田茂樹（ボイスケアサロン院長）
赤坂治績（演劇評論家）
植田理彦（（社）民間活力開発機構理事）
梅木秀徳（ホーミー歌手）
加藤晴子（岐阜聖徳学園大学教育学部准教授）
苅安誠（医療法人徳洲会鹿児島徳洲会病院　音声・嚥下リハビリテーション研究室室長）
キム・ヨンジャ（歌手）
竹内道敬（元国立音楽大学教授）
萩野仁志（はぎの耳鼻咽喉科院長）
福田宏之（国際医療福祉大学東京ボイスセンター長）
弓場徹（三重大学教育学部教授・発声研究家・声楽家）
好田輝之（日本コロムビア株式会社邦楽制作グループ統括顧問）
米山章子（呼吸と発声研究所指導者）
米山文明（日本声楽発声学会理事長・米山耳鼻咽喉科医院院長・呼吸と発声研究所所長）

監修者あとがき

本書は、著者の和田美代子さんが「声のメカニズムとその健康」に大きな関心をもち、それに関係する各分野の専門家の方々の見解を聞いたり、著作を参考にしてわかりやすくまとめたものです。そのため本書は、和田さんと専門家との共同作品といったほうがよいのかもしれません。監修者という立場から私の感想を述べさせていただきますと、本書には長短二面あると思います。

まず、著者が参考にした多くの著作（巻末参照）の中には、「声」に関する研究の動向から、現時点ではそれが正しいものなのかどうか疑問に思われるところが若干ありました。そのため、誤解を招きそうな記述については再度確かめたり、修正を求めたりして、あいまいな部分はできるだけ省くように心がけました。

一方、著者が先入観を持たず、第三者の立場から客観的に声に関するいろいろな疑問を取り上げ、その分野の専門家の方々の意見を忠実に、かつ咀嚼して一般の読者の皆さんにわかるように紹介するという手法をとったのは長所です。第1章、第2章でもおわかりのように、声という身近なテーマであっても、発声の仕組みはとても複雑でわかっていないことが多々あるからです。

声の説明はとかく主観的な表現になりがちです。そこをできるだけ客観的に解説したつもりですが、読者の皆さんの異論、疑問がありましたら遠慮なくご連絡ください。

声に関する研究はまだまだ発展段階です。声はその人となりを表します。個をあまりにも意識する現代だからこそ、社会生活を円滑にするためにもコミュニケーションはなくてはならないものです。そのため声の持つ役割は一層重要になり、さまざまなジャンルで見直されてくるはずです。

本書を通して、皆さんの声に対する関心が一層深まり、声を通じて自分の健康や体に留意するきっかけになることを願っています。最終的には国民の教育に責任をもつ行政府、教育の基本的根幹をチェックする立場の立法府、さらには教育現場で具体的な実践にかかわる全国の教員の皆様の活動が、一日も早く推進・発展されることを熱望しています。

二〇一二年一月　　米山文明

発語 92
発声音痴 119
発声訓練 44
発声時頸部ジストニア 189
発声障害 213
発声練習 136, 197
初音ミク 68
鼻声 196
鼻呼吸 26, 149
ハモる 125
反回神経 156
反回神経麻痺 44, 178, 191
瘢痕 74, 206
瘢痕化 144
反射的な声 184
ヒアルロン酸 138
鼻腔 14, 95, 208
低めの声 47
フォルセット 85
フォルマント 27, 98
腹式呼吸 109, 133, 160, 172
腹話術 94
腹話術師 84
二つの声帯 145
ブリンクマン指数 193
閉鼻声 197
ヘビースモーカー 130
ベビートーク 46
変声 34
変声期 33, 48, 60, 180
ボイス・イリュージョン 94
ボイスクリニック 213
ボイスセンター 213
ボイストレーナー 153
ボイストレーニング 44, 140
ボイスプリント 104
ボイスレコーダー 80
ボーイソプラノ 33, 36
邦楽 124
ホーミー 107
ポリープ 74
ぼんのくぼ 169

〈ま行〉

間 164
マザーリース 46
美空ひばり 88
無喉頭 212
無声時過緊張 155
胸やけ 203
鳴器 27
萌え声 48
萌えボイス 48
モテ声診断 49

〈や行〉

やまびこ 126
ゆらぎ 52
抑揚 52
ヨーデル 84
ヨーデルの声 35

〈ら・わ行〉

ラインケ腔 138
ラリンゴマイクロサージェリー 204
りきみ声 12
輪状甲状筋 77, 83, 120, 121, 154
輪状軟骨 82
ロボットボイス 68

声道　14, 23, 27, 83
性ホルモン　34
声門　66, 100
声紋　104
声門下がん　193
声門がん　193, 194
声門上がん　193
声紋分析　104
声門閉鎖　73
声門閉鎖不全　191
声優　37, 83
生理的声域　82
咳　196
咳払い　90, 203
舌骨　44, 60
前筋　77, 83, 120, 154
ソナグラフ　104

〈た行〉

第一声　13, 32
体幹　211
第二変声期　41
体壁振動　174
代用音声　209
唾液腺　148
多重唱　107
タバコ　193
だみ声　107, 142, 191
濁声　107
訛声　107
痰　71
丹田　172
調音　14
聴音音痴　119
沈黙療法　207
ツーレイヤー　145
デシベル　99
テンション　81
天突　117
怒鳴り声　184
ドライのど　148
ドローン音　107

〈な行〉

内喉頭筋　76, 120
内喉頭筋群　60
内視鏡　90
泣き声　12, 29, 55
喃語　25
軟口蓋　21, 58
喃語期　32
二重唱　107
音色　16, 43, 54, 113
猫なで声　48
粘液層　64
粘膜固有層　64, 138
粘膜層　64, 138
粘膜波動　64, 66, 73, 146, 195, 208
ノイズ　143
のどちんこ　19
のど詰め　142
のど詰め発声　109, 155
のどの異物感　202
喉仏　58, 100
のどを休める　130

〈は行〉

肺活量　40
ハスキーボイス　52
発音　92

声のアンチエイジング 213
声の因子 54
声のかすれ 130
声の手品師 94
声を誘導する 187
呼気 12, 90, 160
呼気圧 81
呼吸 116
呼吸筋 40
呼吸法 141, 160
腰 117
腰が入っている 171
腰を入れる 171
こだま 126
語調 54
骨導音 102
骨盤 166
骨盤底 172

〈さ行〉

さえずり 49
叫び声 13, 79, 80, 180, 184
坐骨 117
ささやき声 100
嗄声 179, 180, 181
雑音 142
残響 126
自家脂肪 204
地声 82, 97, 143
ジストニア 184, 189
舌の位置 92
失語症 178, 185
失声症 184
重心 117
周波数 31, 96
周波数分析装置 104
純音 97
上気道のカタル性炎症 196
上体支持 211
小児声帯結節 180
触診 154
食道発声法 209
女性ホルモン 38
自律神経 35, 116, 147
心因性失声症 187
人工喉頭法 210
振動数 31
ストロボスコピー 143
ストロボスコープ 72, 195
スピーチコンサルタント 214
声域 32, 35, 54, 179
声区チェンジ 83
声区変換点 83
声質 200
整数倍音 96
声帯 14, 20, 31, 34, 38, 40, 43, 48, 58, 63, 70, 71, 72, 81, 153, 193, 209
声帯萎縮 41, 181
声帯筋 64
声帯筋不全麻痺 178
声帯結節 154, 178
声帯靱帯 64, 138
声帯振動 72
声帯の粘弾性 138
声帯病変 73
声帯ポリープ 128, 178, 180, 191, 199, 204
声帯麻痺 187
声帯溝症 178
声帯模写 45

乾燥 131, 148
甲高い声 47, 124
基音 96
気管食道シャント法 210
器質的音声障害 178
傷跡のひきつれ 74
喫煙 193
喫煙指数 193
吃音 185
気道 91
気道液 71
気導音 102
機能的音声障害 178, 184
基本周波数 72, 96
基本振動 96
キム・ヨンジャ 198
客寄せの声 107
逆流性食道炎 151, 202
吸気 12, 160
吸気運動 133
急性咽頭炎 196
急性喉頭炎 196
胸郭 211
胸式呼吸 133, 172
共鳴 14
共鳴腔 23, 44, 51, 154, 169, 196
共鳴周波数 27
筋層 64
緊張度 81
銀鈴会 210
クーイング 25
口呼吸 149
唇 92
茎突咽頭筋 60, 154
茎突舌骨筋 60
痙攣性発声障害 184, 190
結節 74
げっぷ 203
原曲キー 128
言語聴覚士 213
顕微鏡下喉頭手術 204
構音 14, 92
高音化現象 41
構音障害 178
口蓋 92
口蓋垂 19, 58
口腔 14, 92
甲状軟骨 34, 59, 60, 62, 77, 82, 153, 205
甲状軟骨形成術 182
口唇音 94
喉頭 14, 20, 23, 51, 58, 62, 92, 184, 211
喉頭蓋 16, 21, 58, 112
喉頭がん 130, 178, 191, 193, 204, 209
喉頭鏡 72
喉頭筋 190
喉頭腔 161
喉頭原音 14
喉頭室 71, 131, 146
喉頭疾患 214
喉頭内視鏡 191
喉頭ファイバースコープ 191
喉頭枠組み手術 204
更年期 40
更年期症状 39
抗癜痕薬 74
声がこもる 112
声がれ 130
声変わり 33, 34, 48, 88

さくいん

〈欧文〉

echo 126
GERD 202
sex organ 48
vocal play 25
YUBA メソッド 120

〈あ行〉

あくび 29
顎 92
アンドロイド 68
息切れ 182
息もれ 140
胃酸の逆流 203
胃食道逆流症 202
一色法 206
咽頭 20, 58
咽頭蓋 58
咽頭腔 14, 26, 58, 161
うがい 200
受付ロボット SAYA 68
渦巻気流音 66
歌う筋肉 122
唸り現象 66
唸り声 107
産声 12, 31, 32
海風 136
呻き声 12, 80
裏声 35, 82, 84, 88, 97
運動性音痴 119
エコー 126
嚥下 21, 145
オイルチャンバー 71
横隔膜 29, 133
大声 131, 180
大声コンテスト 79, 99
音カメラ 176
表声 82, 88, 97
音圧 99
音域 51, 130
音韻 209
音叉 97
音質 54
音声外来 213
音声合成 68
音声障害 121, 178, 202
音声治療 45
音痴 119

〈か行〉

外喉頭筋群 60
開鼻声 197
過緊張（性）発声 142, 155
掛け声 46
歌唱フォルマント 98
歌唱本能 119
カストラート 36, 85
かすれ声 140, 194
仮声帯 21, 71, 142
仮声帯後方移動術 144
滑舌 92
カラオケポリープ 128
ガラガラ声 41
かれた声 44
感覚性音痴 119

N.D.C.491.368　227p　18cm

ブルーバックス　B-1761

声《こえ》のなんでも小《しょう》事《じ》典《てん》

発声のメカニズムから声の健康まで

2012年3月20日　第1刷発行
2023年8月7日　第3刷発行

著者　和《わ》田《だ》美《み》代《よ》子《こ》
監修　米山《よねやま》文明《ふみあき》
発行者　髙橋明男
発行所　株式会社講談社
〒112-8001 東京都文京区音羽2-12-21
電話　出版　03-5395-3524
販売　03-5395-4415
業務　03-5395-3615
印刷所　（本文表紙印刷）株式会社ＫＰＳプロダクツ
（カバー印刷）信毎書籍印刷株式会社
本文データ制作　株式会社さくら工芸社
製本所　株式会社ＫＰＳプロダクツ

定価はカバーに表示してあります。

ISBN978-4-06-257761-8

発刊のことば

科学をあなたのポケットに

二十世紀最大の特色は、それが科学時代であるということです。科学は日に日に進歩を続け、止まるところを知りません。ひと昔前の夢物語もどんどん現実化しており、今やわれわれの生活のすべてが、科学によってゆり動かされているといっても過言ではないでしょう。

そのような背景を考えれば、学者や学生はもちろん、産業人も、セールスマンも、ジャーナリストも、家庭の主婦も、みんなが科学を知らなければ、時代の流れに逆らうことになるでしょう。

ブルーバックス発刊の意義と必然性はそこにあります。このシリーズは、読む人に科学的に物を考える習慣と、科学的に物を見る目を養っていただくことを最大の目標にしています。そのためには、単に原理や法則の解説に終始するのではなくて、政治や経済など、社会科学や人文科学にも関連させて、広い視野から問題を追究していきます。科学はむずかしいという先入観を改める表現と構成、それも類書にないブルーバックスの特色であると信じます。

一九六三年九月　野間省一

ブルーバックス　生物学関係書（I）

1073 へんな虫はすごい虫　安富和男
1176 考える血管　児玉龍彦／浜窪隆雄
1341 食べ物としての動物たち　伊藤　宏
1391 ミトコンドリア・ミステリー　林　純一
1410 新しい発生生物学　木下　圭／浅島　誠
1427 筋肉はふしぎ　杉　晴夫
1439 味のなんでも小事典　日本味と匂学会＝編
1472 DNA（上）　ジェームス・D・ワトソン／アンドリュー・ベリー　青木　薫＝訳
1473 DNA（下）　ジェームス・D・ワトソン／アンドリュー・ベリー　青木　薫＝訳
1474 クイズ　植物入門　田中　修
1507 新しい高校生物の教科書　栃内　新／左巻健男＝編著
1528 新・細胞を読む　山科正平
1537 「退化」の進化学　犬塚則久
1538 進化しすぎた脳　池谷裕二
1565 これでナットク！　植物の謎　日本植物生理学会＝編
1592 発展コラム式　中学理科の教科書　第2分野（生物・地球・宇宙）　石渡正志／滝川洋二＝編
1612 光合成とはなにか　園池公毅
1626 進化から見た病気　栃内　新
1637 分子進化のほぼ中立説　太田朋子
1647 インフルエンザ　パンデミック　河岡義裕／堀本研子
1662 老化はなぜ進むのか　近藤祥司
1670 森が消えれば海も死ぬ　第2版　松永勝彦
1681 マンガ　統計学入門　アイリーン・マグネロ＝文／ボリン・V・ルーン＝絵　神永正博＝監訳／井口耕二＝訳
1712 図解　感覚器の進化　岩堀修明
1725 魚の行動習性を利用する釣り入門　川村軍蔵
1727 iPS細胞とはなにか　朝日新聞大阪本社科学医療グループ
1730 たんぱく質入門　武村政春
1792 二重らせん　ジェームス・D・ワトソン　江上不二夫／中村桂子＝訳
1800 ゲノムが語る生命像　本庶　佑
1801 新しいウイルス入門　武村政春
1821 これでナットク！　植物の謎Part2　日本植物生理学会＝編
1829 エピゲノムと生命　太田邦史
1842 記憶のしくみ（上）　ラリー・R・スクワイア／エリック・R・カンデル　小西史朗／桐野　豊＝監修
1843 記憶のしくみ（下）　ラリー・R・スクワイア／エリック・R・カンデル　小西史朗／桐野　豊＝監修
1844 死なないやつら　長沼　毅
1849 分子からみた生物進化　宮田　隆
1853 図解　内臓の進化　岩堀修明

ブルーバックス　生物学関係書（II）

- 1861 発展コラム式　中学理科の教科書　改訂版　生物・地球・宇宙編　石渡正志／滝川洋二＝編
- 1872 マンガ　生物学に強くなる　堂嶋大輔＝作　渡邊雄一郎＝監修
- 1874 もの忘れの脳科学　苧阪満里子
- 1875 カラー図解　アメリカ版　大学生物学の教科書　第4巻　進化生物学　D・サダヴァ他　石崎泰樹／斎藤成也＝監訳
- 1876 カラー図解　アメリカ版　大学生物学の教科書　第5巻　生態学　D・サダヴァ他　石崎泰樹／斎藤成也＝監訳
- 1889 社会脳からみた認知症　伊古田俊夫
- 1898 哺乳類誕生　乳の獲得と進化の謎　酒井仙吉
- 1902 巨大ウイルスと第4のドメイン　武村政春
- 1923 コミュ障　動物性を失った人類　正高信男
- 1929 心臓の力　柿沼由彦
- 1943 神経とシナプスの科学　杉　晴夫
- 1944 細胞の中の分子生物学　森　和俊
- 1945 芸術脳の科学　塚田　稔
- 1964 脳からみた自閉症　大隅典子
- 1990 カラー図解　進化の教科書　第1巻　進化の歴史　カール・ジンマー／ダグラス・J・エムレン　更科　功／石川牧子／国友良樹＝訳
- 1991 カラー図解　進化の教科書　第2巻　進化の理論　カール・ジンマー／ダグラス・J・エムレン　更科　功／石川牧子／国友良樹＝訳
- 1992 カラー図解　進化の教科書　第3巻　系統樹や生態から見た進化　カール・ジンマー／ダグラス・J・エムレン　更科　功／石川牧子／国友良樹＝訳
- 2010 生物はウイルスが進化させた　武村政春
- 2018 カラー図解　古生物たちのふしぎな世界　土屋　健／田中源吾＝協力
- 2034 DNAの98%は謎　小林武彦
- 2037 我々はなぜ我々だけなのか　川端裕人／海部陽介＝監修
- 2070 筋肉は本当にすごい　杉　晴夫
- 2088 植物たちの戦争　日本植物病理学会＝編著
- 2095 深海——極限の世界　藤倉克則・木村純一＝編著　海洋研究開発機構＝協力
- 2099 王家の遺伝子　石浦章一
- 2103 我々は生命を創れるのか　藤崎慎吾
- 2106 うんち学入門　増田隆一
- 2108 DNA鑑定　梅津和夫
- 2109 免疫の守護者　制御性T細胞とはなにか　坂口志文／塚﨑朝子
- 2112 カラー図解　人体誕生　山科正平
- 2119 免疫力を強くする　宮坂昌之
- 2125 進化のからくり　千葉　聡
- 2136 生命はデジタルでできている　田口善弘
- 2146 ゲノム編集とはなにか　山本　卓
- 2154 細胞とはなんだろう　武村政春

ブルーバックス　生物学関係書（III）

- 2156 新型コロナ　7つの謎　宮坂昌之
- 2159 「顔」の進化　馬場悠男
- 2163 カラー図解　アメリカ版　新・大学生物学の教科書　第1巻　細胞生物学　D・サダヴァ他　石崎泰樹・中村千春＝監訳　小松佳代子＝訳
- 2164 カラー図解　アメリカ版　新・大学生物学の教科書　第2巻　分子遺伝学　D・サダヴァ他　石崎泰樹・中村千春＝監訳　小松佳代子＝訳
- 2165 カラー図解　アメリカ版　新・大学生物学の教科書　第3巻　分子生物学　D・サダヴァ他　石崎泰樹・中村千春＝監訳　小松佳代子＝訳
- 2166 寿命遺伝子　森　望
- 2184 呼吸の科学　石田浩司
- 2186 図解　人類の進化　斎藤成也＝編・著　海部陽介　米田　穣　隅山健太
- 2190 生命を守るしくみ　オートファジー　吉森　保
- 2197 日本人の「遺伝子」からみた　病気になりにくい体質のつくりかた　奥田昌子

921 自分がわかる心理テスト　芦原 睦／桂 戴作=監修
1021 人はなぜ笑うのか　志水 彰／角辻 豊／中村 真
1063 自分がわかる心理テストPART2　芦原 睦=監修
1117 リハビリテーション　上田 敏
1176 考える血管　児玉龍彦／浜窪隆雄
1184 脳内不安物質　貝谷久宣
1223 姿勢のふしぎ　成瀬悟策
1258 男が知りたい女のからだ　河野美香
1315 記憶力を強くする　池谷裕二
1323 マンガ　心理学入門　N・C・ベンソン 清水佳苗／大前泰彦=訳
1391 ミトコンドリア・ミステリー　林 純一
1418 「食べもの神話」の落とし穴　髙橋久仁子
1427 筋肉はふしぎ　杉 晴夫
1435 アミノ酸の科学　櫻庭雅文
1439 味のなんでも小事典　日本味と匂学会=編
1472 DNA(上)ジェームス・D・ワトソン／アンドリュー・ベリー　青木 薫=訳
1473 DNA(下)ジェームス・D・ワトソン／アンドリュー・ベリー　青木 薫=訳
1500 脳から見たリハビリ治療　久保田競／宮井一郎=編著
1504 プリオン説はほんとうか？　福岡伸一
1531 皮膚感覚の不思議　山口 創
1551 現代免疫物語　岸本忠三／中嶋 彰
1626 進化から見た病気　栃内 新
1633 新・現代免疫物語「抗体医薬」と「自然免疫」の驚異　岸本忠三／中嶋 彰
1647 インフルエンザ　パンデミック　河岡義裕／堀本研子
1662 老化はなぜ進むのか　近藤祥司
1695 ジムに通う前に読む本　桜井静香
1701 光と色彩の科学　齋藤勝裕
1724 ウソを見破る統計学　神永正博
1727 iPS細胞とはなにか　朝日新聞大阪本社 科学医療グループ
1730 たんぱく質入門　武村政春
1732 人はなぜだまされるのか　石川幹人
1761 声のなんでも小事典　和田美代子 米山文明=監修
1771 呼吸の極意　永田 晟
1789 食欲の科学　櫻井 武
1790 脳からみた認知症　伊古田俊夫
1792 二重らせん　ジェームス・D・ワトソン 江上不二夫／中村桂子=訳
1800 ゲノムが語る生命像　本庶 佑
1801 新しいウイルス入門　武村政春
1807 ジムに通う人の栄養学　岡村浩嗣
1811 栄養学を拓いた巨人たち　杉 晴夫
1812 からだの中の外界　腸のふしぎ　上野川修一
1814 牛乳とタマゴの科学　酒井仙吉

1820 リンパの科学　加藤征治
1830 単純な脳、複雑な「私」　池谷裕二
1831 新薬に挑んだ日本人科学者たち　塚﨑朝子
1842 記憶のしくみ（上）　ラリー・R・スクワイア／エリック・R・カンデル　小西史朗／桐野　豊＝監修
1843 記憶のしくみ（下）　ラリー・R・スクワイア／エリック・R・カンデル　小西史朗／桐野　豊＝監修
1853 図解　内臓の進化　岩堀修明
1859 放射能と人体　落合栄一郎
1874 もの忘れの脳科学　苧阪満里子
1889 社会脳からみた認知症　伊古田俊夫
1896 新しい免疫入門　審良静男／黒崎知博
1923 コミュ障　動物性を失った人類　正高信男
1929 心臓の力　柿沼由彦
1931 薬学教室へようこそ　二井將光＝編著
1943 神経とシナプスの科学　杉　晴夫
1945 芸術脳の科学　塚田　稔
1952 意識と無意識のあいだ　マイケル・コーバリス　鍛原多惠子＝訳
1953 自分では気づかない、ココロの盲点　完全版　池谷裕二
1954 発達障害の素顔　山口真美
1955 現代免疫物語beyond　岸本忠三／中嶋　彰
1956 コーヒーの科学　旦部幸博
1964 脳からみた自閉症　大隅典子
1968 脳・心・人工知能　甘利俊一
1976 不妊治療を考えたら読む本　浅田義正／河合　蘭
1978 カラー図解　はじめての生理学　上　動物機能編　田中(貴邑)冨久子
1979 カラー図解　はじめての生理学　下　植物機能編　田中(貴邑)冨久子
1988 40歳からの「認知症予防」入門　伊古田俊夫
1994 つながる脳科学　理化学研究所・脳科学総合研究センター＝編
1996 体の中の異物「毒」の科学　小城勝相
1997 欧米人とはこんなに違った日本人の「体質」　奥田昌子
2007 痛覚のふしぎ　伊藤誠二
2013 カラー図解　新しい人体の教科書（上）　山科正平
2024 カラー図解　新しい人体の教科書（下）　山科正平
2025 アルツハイマー病は「脳の糖尿病」　鬼頭昭三／新郷明子
2026 睡眠の科学　改訂新版　櫻井　武
2029 生命を支えるATPエネルギー　二井將光
2034 DNAの98%は謎　小林武彦
2050 世界を救った日本の薬　塚﨑朝子

ブルーバックス　医学・薬学・心理学関係書（Ⅲ）

2054 もうひとつの脳　R・ダグラス・フィールズ　小西史朗＝監訳　小松佳代子＝訳
2057 分子レベルで見た体のはたらき　平山令明
2062 「がん」はなぜできるのか　国立がん研究センター研究所＝編
2064 心理学者が教える　読ませる技術　聞かせる技術　海保博之
2073 「こころ」はいかにして生まれるのか　櫻井　武
2082 免疫と「病」の科学　宮坂昌之／定岡　恵
2112 カラー図解　人体誕生　山科正平
2113 ウォーキングの科学　能勢　博
2127 カラー図解　分子レベルで見た薬の働き　平山令明
2146 ゲノム編集とはなにか　山本　卓
2151 「意思決定」の科学　川越敏司
2152 認知バイアス　心に潜むふしぎな働き　鈴木宏昭
2156 新型コロナ　7つの謎　宮坂昌之

ブルーバックス　事典・辞典・図鑑関係書

325　現代数学小事典　寺阪英孝＝編
569　毒物雑学事典　大木幸介
1084　図解　わかる電子回路　加藤　肇／見城尚志／高橋　久
1150　音のなんでも小事典　日本音響学会＝編
1188　金属なんでも小事典　ウォーク＝編著　増本　健＝監修
1439　味のなんでも小事典　日本味と匂学会＝編
1484　単位171の新知識　星田直彦
1614　料理のなんでも小事典　日本調理科学会＝編
1624　コンクリートなんでも小事典　土木学会関西支部＝編　井上　晋　他
1642　新・物理学事典　大槻義彦／大場一郎＝編
1653　理系のための英語「キー構文」46　原田豊太郎
1660　図解　電車のメカニズム　宮本昌幸＝編著
1676　図解　橋の科学　土木学会関西支部＝編　田中輝彦／渡邊英一　他
1761　声のなんでも小事典　和田美代子　米山文明＝監修
1762　完全図解　宇宙手帳　渡辺勝巳／JAXA（宇宙航空研究開発機構）＝協力
2028　元素118の新知識　桜井　弘＝編
2161　なっとくする数学記号　黒木哲徳
2178　数式図鑑　横山明日希

35 計画の科学 加藤昭吉
733 紙ヒコーキで知る飛行の原理 小林昭夫
921 自分がわかる心理テスト 芦原 睦／桂 戴作＝監修
1063 自分がわかる心理テストPART2 芦原 睦＝監修
1073 へんな虫はすごい虫 安富和男
1084 図解 わかる電子回路 加藤 肇／見城尚志／高橋 久
1112 頭を鍛えるディベート入門 松本 茂
1234 子どもにウケる科学手品77 後藤道夫
1245 「分かりやすい表現」の技術 藤沢晃治
1273 もっと子どもにウケる科学手品77 後藤道夫
1284 理系志望のための高校生活ガイド 鍵本 聡
1307 理系の女の生き方ガイド 宇野賀津子／坂東昌子
1346 図解 ヘリコプター 鈴木英夫
1352 確率・統計であばくギャンブルのからくり 谷岡一郎
1353 算数パズル「出しっこ問題」傑作選 仲田紀夫
1364 理系のための英語論文執筆ガイド 原田豊太郎
1366 数学版 これを英語で言えますか? 保江邦夫 E・ネルソン＝監修
1368 論理パズル「出しっこ問題」傑作選 小野田博一
1387 「分かりやすい説明」の技術 藤沢晃治
1396 制御工学の考え方 木村英紀
1413 『ネイチャー』を英語で読みこなす 竹内 薫
1420 理系のための英語便利帳 倉島保美／榎本智子 黒木 博＝絵
1443 「分かりやすい文章」の技術 藤沢晃治
1478 「分かりやすい話し方」の技術 吉田たかよし
1493 計算力を強くする 鍵本 聡
1516 競走馬の科学 JRA競走馬総合研究所＝編
1520 図解 鉄道の科学 宮本昌幸
1536 計算力を強くするpart2 鍵本 聡
1552 「計画力」を強くする 加藤昭吉
1553 図解 つくる電子回路 加藤ただし
1573 手作りラジオ工作入門 西田和明
1596 理系のための人生設計ガイド 坪田一男
1623 「分かりやすい教え方」の技術 藤沢晃治
1629 計算力を強くする 完全ドリル 鍵本 聡
1630 伝承農法を活かす家庭菜園の科学 木嶋利男
1653 理系のための英語「キー構文」46 原田豊太郎
1660 図解 電車のメカニズム 宮本昌幸＝編著
1666 理系のための「即効！」卒業論文術 中田 亨
1671 理系のための研究生活ガイド 第2版 坪田一男
1676 図解 橋の科学 土木学会関西支部＝編 田中輝彦／渡邊英一 他
1688 武術「奥義」の科学 吉福康郎
1695 ジムに通う前に読む本 桜井静香

1696 ジェット・エンジンの仕組み　吉中　司
1707 「交渉力」を強くする　藤沢晃治
1725 魚の行動習性を利用する釣り入門　川村軍蔵
1773 「判断力」を強くする　藤沢晃治
1783 知識ゼロからのExcelビジネスデータ分析入門　住中光夫
1791 卒論執筆のためのWord活用術　田中幸夫
1793 論理が伝わる　世界標準の「書く技術」　倉島保美
1796 「魅せる声」のつくり方　篠原さなえ
1813 研究発表のためのスライドデザイン　宮野公樹
1817 東京鉄道遺産　小野田　滋
1847 論理が伝わる　世界標準の「プレゼン術」　倉島保美
1864 科学検定公式問題集　5・6級　竹内　薫＝監修　桑子　研／竹田淳一郎
1868 基準値のからくり　村上道夫／永井孝志　小野恭子／岸本充生
1877 山に登る前に読む本　能勢　博
1882 「ネイティブ発音」科学的上達法　藤田佳信
1895 「育つ土」を作る家庭菜園の科学　木嶋利男
1900 科学検定公式問題集　3・4級　竹内　薫＝監修　桑子　研／竹田淳一郎
1910 研究を深める5つの問い　宮野公樹
1914 論理が伝わる　世界標準の「議論の技術」　倉島保美
1915 理系のための英語最重要「キー動詞」43　原田豊太郎
1919 「説得力」を強くする　藤沢晃治
1926 SNSって面白いの？　草野真一
1934 世界で生きぬく理系のための英文メール術　吉形一樹
1938 門田先生の3Dプリンタ入門　門田和雄
1947 50ヵ国語習得法　新名美次
1948 すごい家電　西田宗千佳
1951 研究者としてうまくやっていくには　長谷川修司
1958 理系のための法律入門　第2版　井野邊　陽
1959 図解　燃料電池自動車のメカニズム　川辺謙一
1965 理系のための論理が伝わる文章術　成清弘和
1966 サッカー上達の科学　村松尚登
1967 世の中の真実がわかる「確率」入門　小林道正
1976 不妊治療を考えたら読む本　浅田義正　河合　蘭
1987 怖いくらい通じるカタカナ英語の法則　ネット対応版　池谷裕二
1999 カラー図解　Excel［超］効率化マニュアル　立山秀利
2005 ランニングをする前に読む本　田中宏暁
2020 「香り」の科学　平山令明
2038 城の科学　萩原さちこ
2042 日本人のための声がよくなる「舌力」のつくり方　篠原さなえ
2055 理系のための「実戦英語力」習得法　志村史夫
2056 新しい1キログラムの測り方　臼田　孝
2060 音律と音階の科学　新装版　小方　厚